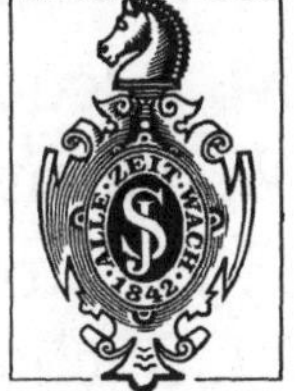

Fachschwester Fachpfleger

Anaesthesie — Intensivmedizin
Innere Medizin — Intensivmedizin

Sektion Anaesthesie — Intensivmedizin
Herausgegeben von
F. W. Ahnefeld, Ulm · W. Dick, Ulm
M. Halmágyi, Mainz · H. Nolte, Minden
Th. Valerius, Mainz

Sektion Innere Medizin — Intensivmedizin
Herausgegeben von
M. Alcock, Heidelberg · K. D. Grosser, Krefeld
W. Nachtwey, Hamburg · G. A. Neuhaus, Berlin
F. Praetorius, Offenbach · H. P. Schuster, Mainz
M. Sucharowski, Berlin · P. Wahl, Heidelberg

M. Halmágyi Th. Valerius

Weiterbildung 4

Praktische Unterweisung

Sonde – Drainage – Katheter
Endoskopie

Mit 48 Abbildungen

Springer-Verlag
Berlin Heidelberg New York 1980

Professor Dr. Miklos Halmágyi
Institut für Anaesthesiologie der Universität
Langenbeckstraße 1, 6500 Mainz

Ltd. Fachschwester Therese Valerius
Weiterbildung Fachkrankenpflege
Klinikum der Universität
Emil Kraus Weg 1, 6500 Mainz

ISBN-13:978-3-540-08737-3   e-ISBN-13:978-3-642-66942-2

DOI: 10.1007/978-3-642-66942-2

Fachschwester, Fachpfleger. – Berlin, Heidelberg, New York: Springer
Anaesthesie, Intensivmedizin/hrsg. von F. W. Ahnefeld . . .
NE: Ahnefeld, Friedrich Wilhelm [Hrsg.]
Weiterbildung.
4. Praktische Unterweisung, Sonde, Drainage, Katheter, Endoskopie/M. Halmágyi; Th. Valerius. – 1980
Zugl. Fortbildung 4 zu: Fachschwester, Fachpfleger, Innere Medizin, Intensivmedizin.
ISBN-13:978-3-540-08737-3

NE: Halmágyi, Miklos [Mitarb.]

Zeichnungen: A. Drews, Wiesbaden

2127/3140–543210

Vorwort

Im Rahmen der Notfallversorgung, der operativen Behandlung bzw. der Intensivbehandlung werden zwangsläufig solche therapeutischen Maßnahmen vorgenommen, die dann gleichzeitig auch der Ausgangspunkt möglicher Komplikationen sein können.

Zu diesen Maßnahmen gehört insbesondere das Einführen von Sonden, Drainagen bzw. Kathetern in die großen Körperhöhlen oder ableitende Verbindungswege parenchymatöser Organe. Durch sie wird die Gefahr einer möglichen Infektion und Sepsis wesentlich erhöht. Nur eine in allen Einzelheiten genaue, sachgerechte Handhabung der Sonden, Drainagen und Katheter vermag die Gefährdung von Patienten innerhalb vertretbarer Grenzen zu halten.

Die besondere Verantwortung des Krankenpflegepersonals, die bereits mit der Einleitung solcher Maßnahmen beginnt, sich bei der Handhabung der Drainagen, Kathetern und Sonden fortsetzt und bis zur Entfernung bzw. Wundheilung andauert, ist offensichtlich.

In dem vorliegenden Band sind die klinisch-praktischen Probleme der Einführung, Handhabung und Entfernung von Sonden, Drainagen und Kathetern abgehandelt, welche im Rahmen der Intensivbehandlung für die Tätigkeit des Krankenpflegepersonals wichtig sind. Die Zusammenstellung erhebt keinen Anspruch auf Vollständigkeit; vielmehr wurde eine Auswahl getroffen, die diejenigen Arten von Sonden, Drainagen und Kathetern berücksichtigt, mit denen das Pflegepersonal in der Intensivmedizin am häufigsten zu tun hat.

In diesem Band werden auch endoskopische Maßnahmen abgehandelt, die auf einer Intensivbehandlungstation laufend – nicht selten durch Konsiliarärzte – vorgenommen werden und ohne eine sachgerechte Assistenz des Krankenpflegepersonals kaum durchgeführt werden können.

Wir möchten es nicht versäumen, uns an dieser Stelle für die wertvolle fachliche Beratung bei Frau Dr. Kleinheisterkamp, Herrn Prof. Dr. Ewe, Schwester Elke Herrchenröder, Schwester Hildegard Lauer und Schwester Brigitte Tiemann zu bedanken.

Herrn A. Drews (Graphiker) möchten wir unseren besonderen Dank zum Ausdruck bringen, daß er keine Mühe gescheut hat, die oft sehr schwierige Thematik auf hervorragende Weise in seinen Bilddarstellungen einzufangen.

Die Herausgeber

Inhaltsverzeichnis

Inhaltsverzeichnis

Sonde

1. Magensonde

1.1. Einführung der Magensonde

Zweck
- Kontrolle der Magensaftproduktion
- Neutralisation des Magensaftes
- Drainage des Magens
- Entnahme von Wasser, Elektrolyten bzw. Säurevalenzen
- Vorbeugen der Aspiration von Magensekret
- Kontrolle einer Magenblutung
- Spülen des Magens
- Zuführen von Sondennahrung

Organisation
- die Magensonde wird in der Regel durch den unteren Nasengang eingeführt
- die Einführung der Magensonde durch den Mund hat sich bei Intensivtherapiepatienten nicht bewährt
- vorgekühlte Sonden aus Kunststoff sind leichter einzuführen, verursachen jedoch leichter Verletzungen
- aufgeblasene Blockermanschette eines Endotrachealtubus oder einer Trachealkanüle kann die Einführung der Magensonde behindern
- Sonden mit Gleitmittel sind leichter einzuführen und verursachen weniger Verletzungen
- das Einführen der Magensonde mit und ohne Hilfe einer Magillzange erfolgt auf ärztliche Anordnung
- nach Einführen der Magensonde muß die Lage der Spitze kontrolliert werden

Hygiene
- Hände waschen
- Handschuhe anziehen
- bei gefülltem Magen das freie Ende der Magensonde vor dem Einführen abstöpseln oder abklemmen

Desinfektion
- Laryngoskopspatel und Magillzange nach Benutzung in Desinfektionslösung legen

Sterilität
- sterile Einmalsonden verwenden
- Sonde erst unmittelbar vor der Einführung der sterilen Packung entnehmen

Material

steril:
- Magensonde
- Magillzange
- Laryngoskop
- Einmaltablett
- Absaugkatheter
- Ansaugspritze mit Konus
- Einmalhandschuhe

unsteril:
- Absauggerät
- Paraffinöl oder Xylocain-Gel
- Klemme
- Stethoskop
- Auffangbeutel mit Halterung
- Heftpflaster
- Schere

Durchführung
- Hände waschen
- Patienten in leichte Anti-Trendelenburg'-sche Lage bringen
- Kopf des Patienten richtig lagern und Bewegungsfreiheit für die Durchführung sicherstellen
- gesamtes Material für hygienisch einwandfreie und rationelle Arbeitsweise richten
- nach Funktionskontrolle Laryngoskop mit Magillzange auf sterilem Einmaltablett in Kopfnähe des Patienten plazieren
- Einmalhandschuhe anziehen

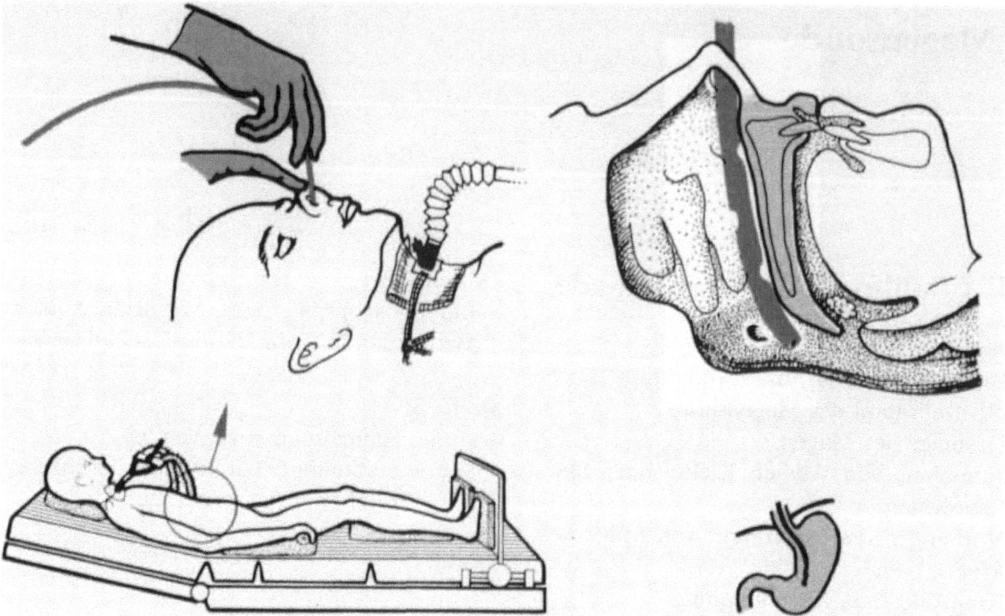

Abb. 1. Einführen einer Magensonde durch den unteren Nasengang ohne direkte Sicht

Merke: Das Anheben der Nasenspitze erleichtert das Einführen der Magensonde durch den unteren Nasengang. Die Sonde wird nach Möglichkeit durch den breiteren Nasengang parallel zu dem harten Gaumen in den Rachenraum geleitet. Die Anwendung von Gleitmitteln ist erforderlich. Jede Gewalteinwirkung ist mit der Gefahr einer Blutung verbunden.

- Rachenraum absaugen
- Spitze der Magensonde mit Paraffinöl oder Xylocain-Gel gleitfähig machen
- Einführung der Magensonde durch den unteren Nasengang bis in den Rachenraum
- Einstellung des Larynx mit Laryngoskop
- unter Sicht mit Hilfe der Magillzange Einführen der Magensonde in den Ösophagus, bis die drittletzte schwarze Markierung den Naseneingang erreicht
- Abklemmen der Magensonde
- Ablegen des Laryngoskops auf Einmaltablett
- Spritze mit Konus an die Öffnung der Magensonde ansetzen
- Klemme öffnen
- Sicherheitskontrolle durch Einspritzen von 10–20 ml Luft und gleichzeitiges Abhören der Luftgeräusche mit Stethoskop
- Spritze abnehmen, eingespritzte Luft entweichen lassen
- Lagekontrolle durch Ansaugen
- ggf. Magensaft ablaufen lassen
- Sonde abklemmen
- Sonde mit Hilfe von Heftplaster an Nasenrücken und Schläfe fixieren, ohne daß sie dabei am Nasenflügel zieht
- Einmalauffangbeutel an die Sonde anschließen und mit Halterung in Kopfnähe des Patienten am Bett fixieren
- Laryngoskopspatel und Magillzange in Desinfektionslösung einlegen
- Material wegräumen
- Arbeitsfläche desinfizieren
- Hände waschen
- Einführung zeitgerecht registrieren

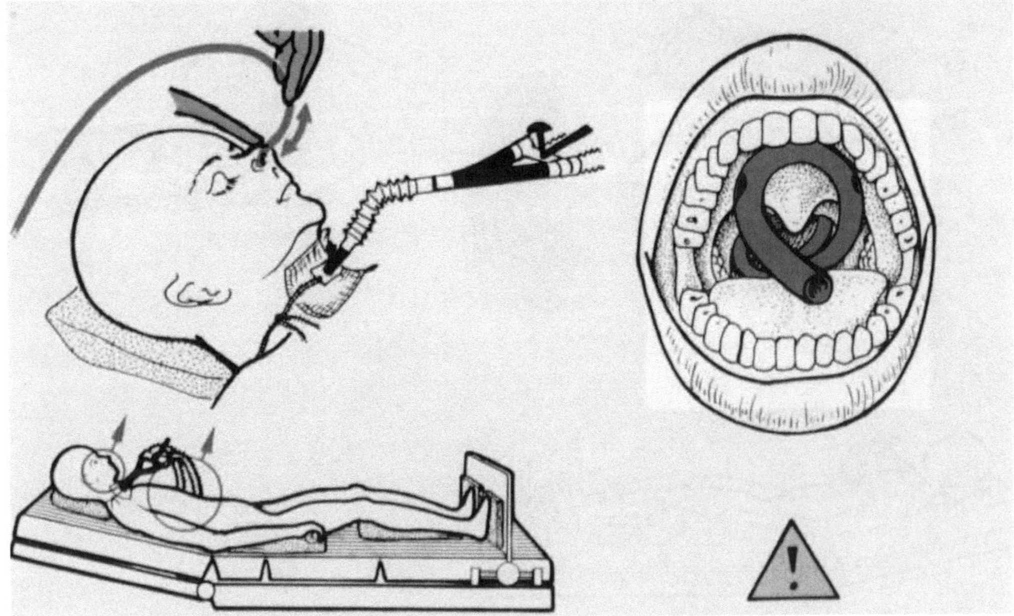

Abb. 2. Abgleiten der Magensonde in die Mundhöhle beim Einführen ohne Sicht

Merke: Federnder Widerstand beim Vorschieben der Sonde ist ein Zeichen dafür, daß die Sondenspitze nicht in die Speiseröhre gleitet sondern sich in der Mundhöhle aufrollt. Die Zufuhr von Sondennahrung in die Mundhöhle oder in den Rachenraum ist mit der Gefahr einer schweren Aspiration verbunden. Eine Lagekontrolle der Sonde durch Öffnen des Mundes ist immer erforderlich. Bei Schwierigkeiten sollte die Einführung mit Hilfe eines Laryngoskops unter Sicht erfolgen.

Besonderheiten
- das Einführen erfolgt am bequemsten, wenn man hinter dem Kopf des Patienten steht
- Plastiksonden werden in der Wärme weich und lassen sich in diesem Zustand nur sehr schlecht führen
- die Magensonde ist darum erst ganz kurz vor dem Einführen dem Tiefkühlfach zu entnehmen
- zur Erhaltung der für die Einführung notwendigen Festigkeit kann sie in der Hülle am Kopfende auf einer gefüllten Eisblase bis zum direkten Einführen gelagert werden
- Spitze in einer Länge von 2 cm erwärmen, damit beim Einführen keine Verletzungen entstehen
- Sonden mit Führungsmandrin lassen sich leichter einführen
- bei wachen Patienten kann die Einführung blind erfolgen
- der Patient wird zum Schlucken aufgefordert und die Sonde bei jeder Schluckbewegung nachgeschoben
- bei bewußtlosen Patienten kann die blinde Einführung der Sonde mit Hilfe der in den Rachen des Patienten eingeführten Zeige- und Mittelfinger erfolgen
- bei Patienten mit liegendem Endotrachealtubus oder Trachealkanüle erleichtert das Nachvornziehen des Kehlkopfes das Vorschieben der Sonde in den Ösophagus
- ein Abgleiten der Sondenspitze in den Kehlkopf erzeugt bei wachen Patienten starken Hustenreiz

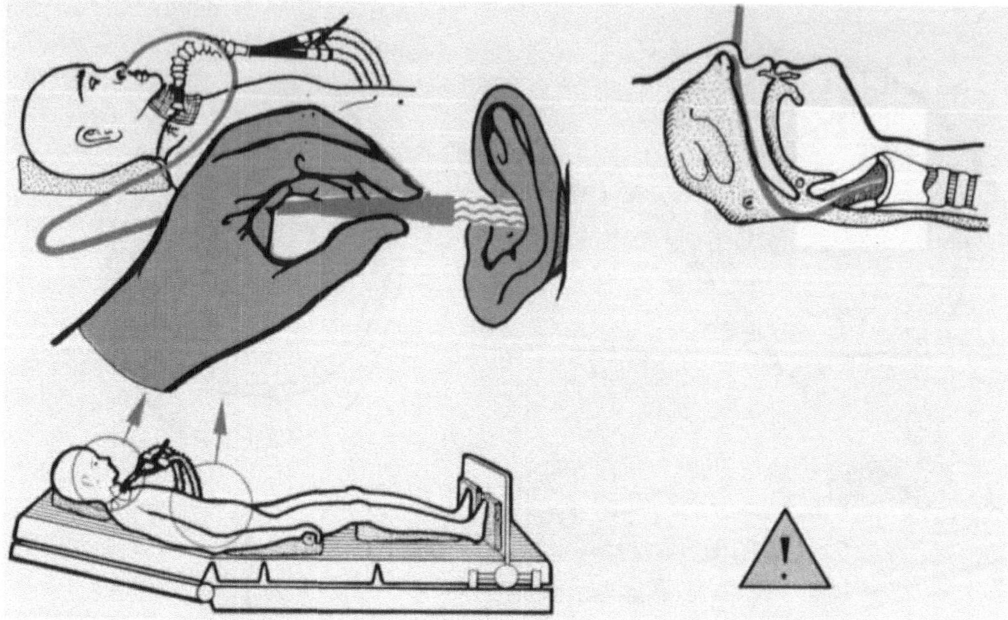

Abb. 3. Abgleiten der Magensonde in die Luftröhre beim Einführen ohne Sicht

Merke: Beim Vorschieben der Sonde kann diese in die Luftröhre abgleiten. Nicht alle Patienten reagieren mit heftigen Hustenstößen. Bei federndem Widerstand ist am freien Ende der Sonde zu prüfen, ob die Ein- und Ausatmung teilweise auch durch die Sonde erfolgt oder nicht. Bei falscher Lage muß die Sonde zurückgezogen werden. Das Einführen soll in diesem Fall mit Hilfe eines Laryngoskops unter Sicht erfolgen.

- bei bewußtlosen Patienten kann ein Abgleiten der Sonde in den Kehlkopf durch Hörkontrolle am freien Ende vermieden werden
- die Einführung der Sonde in den Ösophagus läßt sich durch leichtes Anheben des Kopfes erleichtern
- bei Verdacht auf zu tiefes Einführen der Magensonde sollte eine Säurekontrolle des abgesaugten Sekretes erfolgen
- der Magensaft reagiert sauer
- bei alkalischer Reaktion besteht Verdacht, daß die Spitze der Sonde im Duodenum liegt
- die Sonde muß in diesem Fall etwas zurückgezogen und erneut kontrolliert werden
- die Kontrolle der richtigen Lage der Magensonde kann mit Hilfe einer Röntgenaufnahme erfolgen, vorausgesetzt daß die Sonde Röntgenkontraststreifen hat, sonst muß die Sonde mit Röntgenkontrastmittel gefüllt werden
- das Fixieren der Sonde erfolgt erst nach der Kontrolle
- das Fixieren muß jeden Druck am Naseneingang vermeiden
- beim Erneuern der Fixierung ist die Lage am Naseneingang zu verändern
- für spezielle diagnostische und/oder therapeutische Zwecke gibt es verschiedene Sondenkonstruktionen, die gezielte Sekretabsaugung und Medikamenteninstillation ermöglichen, z. B.:
doppellumige Sonden, die einen steten Druckausgleich gewährleisten

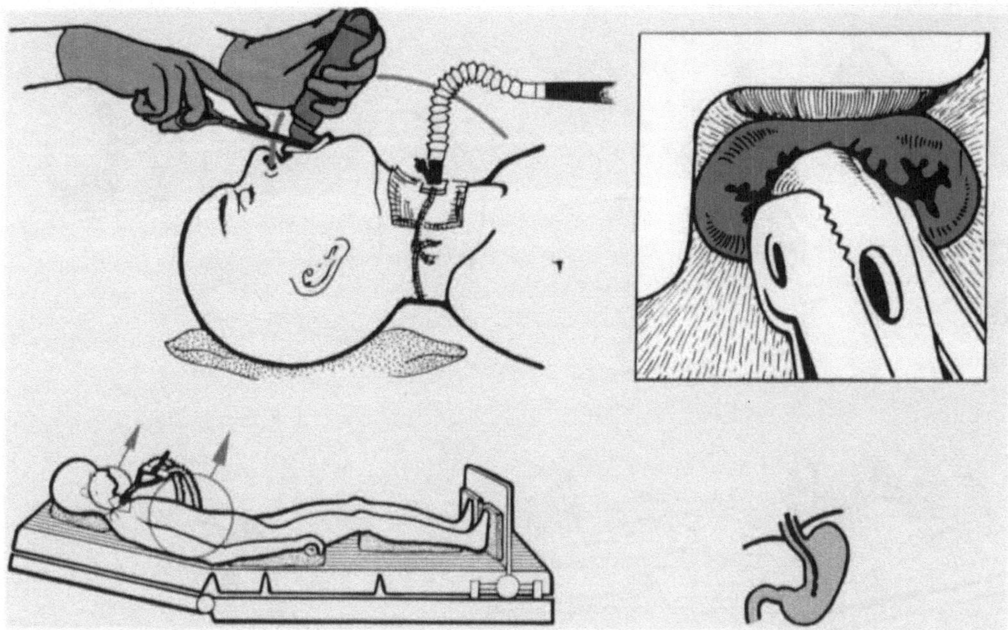

Abb. 4. Einführen einer Magensonde durch den unteren Nasengang unter Sicht

Merke: Nach Einführen der Sonde durch den unteren Nasengang in den Rachenraum wird der Eingang der Speiseröhre mit Hilfe eines Laryngoskops sichtbar gemacht. Das Einführen der Sonde in die Speiseröhre erfolgt mittels einer Magill' Zange. Beim Vorschieben der Sonde in die Speiseröhre soll sie gleichzeitig durch den Nasengang nachgeschoben werden. Ein Ziehen der Sonde mit der Magill' Zange könnte zu Schleimhautverletzungen führen.

Duodenalsonden zur Gewinnung von Gallen- und Pankreassekret
Dünndarmsonden zur Ableitung von gestautem Darminhalt bei mechanischem oder paralytischem Ileus
- soll die Sonde in das Duodenum oder den Dünndarm vorgeschoben werden, empfiehlt es sich, nach Erreichen des Magens den Patienten auf die rechte Seite zu lagern
- für Magenspülungen, besonders bei vorhandenen Speiseresten, darf die Sonde nicht zu englumig sein

Fehler und Gefahren
- Verletzung der Schleimhäute mit Blutung im Nasen-Rachenraum beim Einführen
- Ösophagusblutung bei Ösophagusvarizen
- Reflux von Magensekret mit Aspirationsgefahr
- versehentliches Einführen der Magensonde in den mittleren Nasengang
- Einführen der Magensonde durch verengten Nasengang
- versehentliches Einführen der Magensonde in die Trachea
- Aufrollen der Magensonde in der Mundhöhle, wenn die Spitze nicht richtig in den Ösophagus eingeführt wurde
- gewaltsames Vorschieben der Magensonde bei aufgeblasener Blockermanschette
- Perforation des Ösophagus beim Einführen der Magennsonde
- Durchtritt der Magensonde durch den Magenausgang bei zu tiefem Einführen

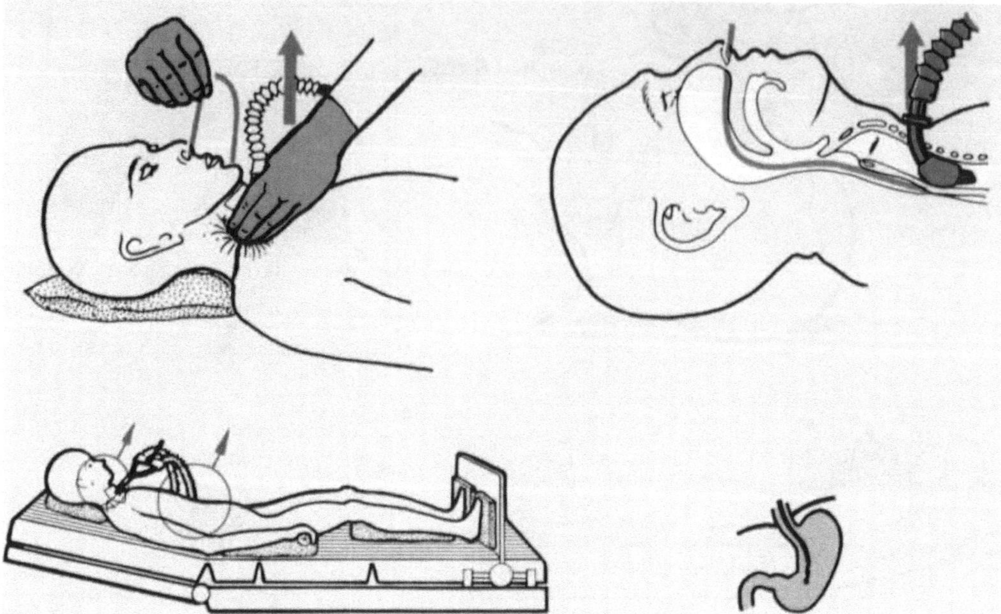

Abb. 5. Einführen der Magensonde bei intubierten oder tracheotomierten Patienten

Merke: Der Druck von Blockermanschetten verschließt oft die Speiseröhre und erschwert das Einführen einer Magensonde. Wegen der Gefahr einer Aspiration darf die Blockermanschette nicht entleert werden. Die Druckentlastung des Ösophagus soll vielmehr durch Anheben des Kehlkopfes erfolgen, wobei die Halsschlagadern nicht abgedrückt werden dürfen.

1.2. Anschließen der Magensonde an einer Heberdrainage

Zweck

- Absaugen des Magensekretes bei Magenatonie
- Absaugen des Magensekretes bei Abflußbehinderung am Magenausgang
- kontinuierliches Absaugen von Wasser, Elektrolyten bzw. Säurevalenzen
- Vorbeugen der Aspiration von Magensekret

Organisation

- für eine einwandfreie Sogwirkung ist die zusammenhängende Wassersäule zwischen Magen und der Flüssigkeit im Auffanggefäß verantwortlich
- die Sogwirkung wird durch den Unterschied im Niveau zwischen Magen und der Flüssigkeit im Auffanggefäß bestimmt
- freien Abfluß des Magensekretes von Zeit zu Zeit kontrollieren
- Magensekret sammeln und die entfernte Menge messen
- auf Anordnung Magensekret im Labor untersuchen lassen
- größere Verluste können zu schweren Störungen des Wasser-, Elektrolyten- und Säure-Basen-Haushaltes führen

Hygiene

- Hände waschen
- Handschuhe anziehen

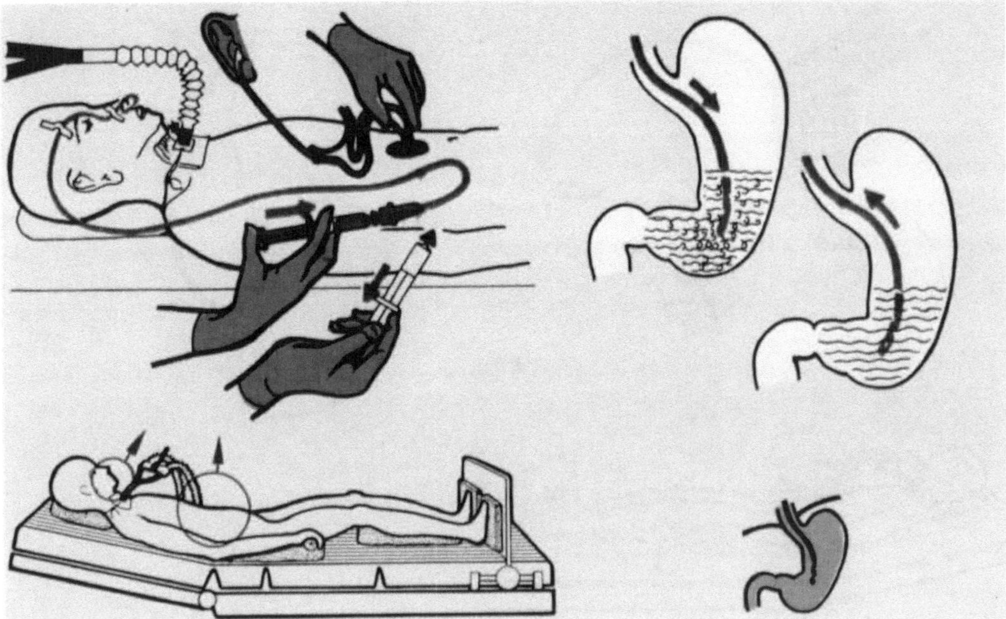

Abb. 6. Kontrolle nach Einführen einer Magensonde

Merke: Die Kontrolle der richtigen Lage muß unmittelbar nach Einführen der Sonde erfolgen. Zuerst wird eine kleine Menge Luft (10–20 ml) durch die Sonde in den Magen gespritzt und dabei mittels Stethoskop kontrolliert, ob einwandfrei Geräusche hörbar sind. Danach wird eine kleine Menge Magensekret abgesaugt. Gelingt letzteres nicht, so besteht der Verdacht, daß die Sonde in den Zwölffingerdarm abgeglitten ist.

– zumindest frisch entnommenes Leitungswasser im Auffanggefäß verwenden

Desinfektion
– Auffanggefäß desinfizieren
– desinfiziertes Verbindungsstück verwenden

Sterilität
– besondere Maßnahmen sind nicht erforderlich

Material

steril:
– graduiertes Auffanggefäß mit ca. 1000 ml Fassungsvermögen
– 500 ml physiologische Kochsalzlösung
– Schlauchverbindung mit Ansatz

– Magenspritze
– Handschuhe

unsteril:
– Halterung, um das Gefäß am Bett zu fixieren
– große Klemme
– Heftpflaster
– Schere

Durchführung
– Hände waschen
– Arbeitsfläche desinfizieren
– Material für bequeme und hygienisch einwandfreie Arbeitsweise richten
– Kochsalzlösung in das Auffanggefäß füllen
– Schlauch in die Flüssigkeit einhängen und am Gefäßrand fixieren

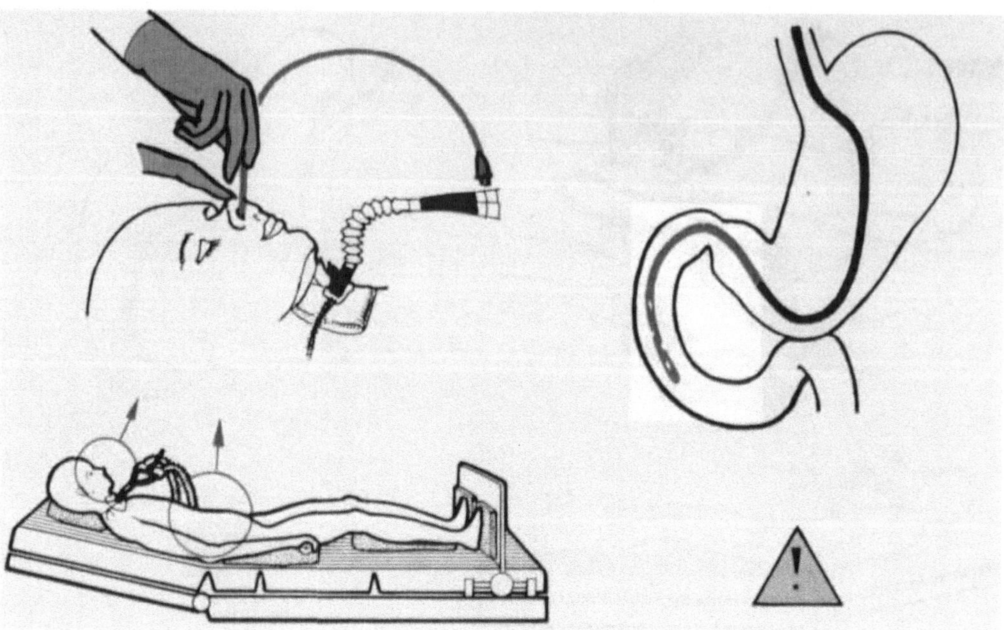

Abb. 7. Abgleiten der Magensonde in den Zwölffingerdarm

Merke: Die Magensonde darf nicht so tief eingeführt werden, daß die Spitze durch den Pylorus in den Zwölffingerdarm zu liegen kommt. Einerseits erfüllt sie dann ihre Aufgaben im Rahmen der Therapie und der Überwachung nicht mehr, andererseits kann die Sondennahrung durch Mangel an Vorverdauung schwere Durchfälle verursachen.

- mit der Magenspritze am freien Ende des Drainageschlauches Flüssigkeit ansaugen
- Schlauch abklemmen und Spritze abnehmen
- die restliche Flüssigkeit in der Spritze wieder in das Auffanggefäß zurückspritzen
- Magensonde mittels Verbindungsstück an den Absaugschlauch anschließen
- die Klemme von Magensonde und Drainageschlauch entfernen
- Flasche am Bett so fixieren, daß der Sog durch genügend Gefälle gesichert ist und der Zugang zum Patienten nicht behindert wird
- das Ende des Drainageschlauches im Auffanggefäß soll immer mit Flüssigkeit bedeckt sein, jedoch einige Zentimeter Abstand vom Gefäßboden haben
- Handschuhe abwerfen
- Hände waschen

- bei gefülltem Auffanggefäß wird die Heberdrainage gewechselt:

- Hände waschen
- Handschuhe anziehen
- Sonde und Drainageschlauch abklemmen
- Drainageschlauch und Magensonde trennen
- Klemme am Drainageschlauch öffnen und die Flüssigkeit aus dem Drainageschlauch in das Auffanggefäß fließen lassen
- Drainageschlauch in Desinfektionslösung abwerfen
- Flüssigkeitsmenge im Auffanggefäß messen
- entfernte Menge von Magensekret berechnen und registrieren
- eine neue Heberdrainage anlegen
- Handschuhe abwerfen
- Hände waschen

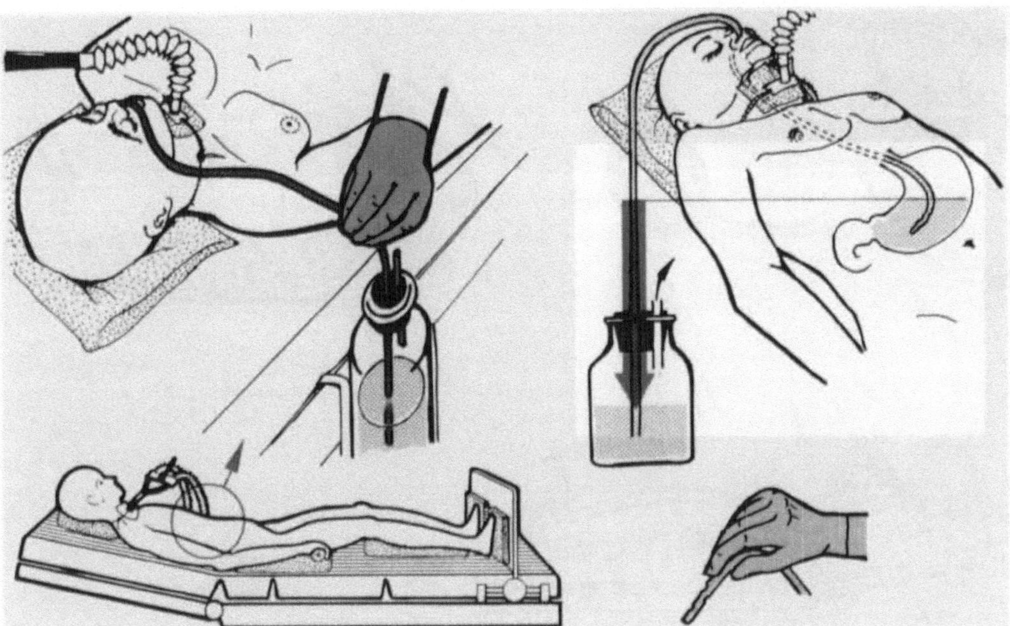

Abb. 8. Heberdrainage mittels Magensonde

Merke: Die Heberdrainage dient einem stetigen Absaugen von Magensekret. Die Stärke der Sogwirkung wird bestimmt durch die Höhe der Wassersäule in der Sonde, die durch den Niveauunterschied zwischen Magen und Auffanggefäß erzeugt wird. Luftblasen in der Sonde heben diese Wirkung weitgehend auf. Die abgesaugte Sekretmenge muß registriert werden.

Besonderheiten
- als Auffanggefäß eignen sich 1000 ml-Infusionsflaschen mit einem Verschluß, der die Durchleitung des Drainageschlauches bis unter den Flüssigkeitsspiegel ermöglicht
- wenn aus der Magensonde mit ausreichendem Druck Sekret abfließt, erübrigt sich die isolierte Auffüllung des Absaugschlauches mit der Flüssigkeit aus dem Auffanggefäß
- die Anwendung eines Einmal-Vakuum-Systems erlaubt eine hygienische Arbeitsweise; es besteht jedoch die Möglichkeit, daß die Magenschleimhaut angesaugt und hierdurch das System verlegt wird

Fehler und Gefahren
- Abknicken der Magensonde oder des Drainageschlauches
- Luftansammlung im Schlauchsystem
- Herausgleiten des Drainageschlauches aus dem Auffanggefäß oder aus der Flüssigkeit im Auffanggefäß

1.3. Handhabung der Magensonde bei kontrollierter Entnahme von Magensekret

Zweck
- Überwachen des Füllungszustandes des Magens
- gezielte Entnahme von Wasser, Elektrolyten bzw. Säurevalenzen
- Vorbeugen der Aspiration von Magensekret
- Erkennen von Magenblutungen

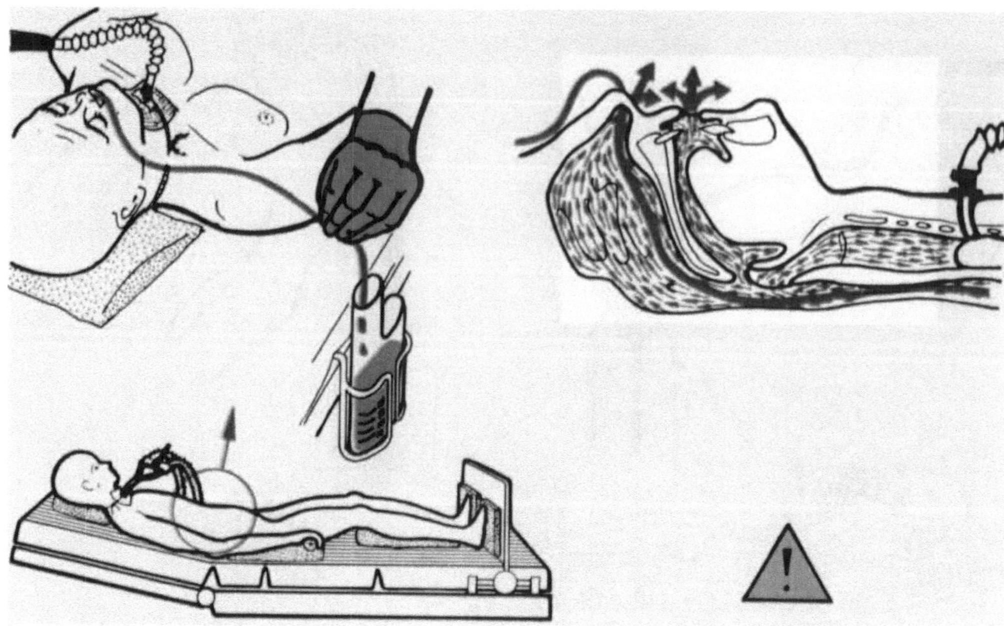

Abb. 9. Kontrolle der Heberdrainage

> **Merke:** Die Funktionstüchtigkeit der Heberdrainage muß von Zeit zu Zeit kontrolliert werden. Bei Funktionsausfall besteht eine erhöhte Gefahr der Aspiration, insbesondere bei Patienten mit Magenatonie. Die liegende Magensonde hält die Kardia offen und dient hierdurch als Gleitschiene für gestautes Magensekret.

Organisation
- bei traumatisierten Patienten ist die Entleerung des Magens in den Darm oft gestört
- die liegende Magensonde verhindert das Verschließen des Magens durch die Kardiamuskulatur
- die Gefahr der Aspiration von Magensekret ist bei Intensivtherapiepatienten mit liegender Magensonde sehr groß
- die regelmäßige Kontrolle des Füllungszustandes des Magens ist bei Intensivtherapiepatienten erforderlich
- die durchschnittliche tägliche Magensekretproduktion beträgt bei Erwachsenen 2400 ml
- die hohe Konzentration von Kalium- und Wasserstoffionen im Magensekret ermöglicht die gezielte Entnahme dieser Ionen durch wohldosierte Entnahme von Magensekret
- bei Atonie entstehende Verluste müssen ersetzt werden
- bereits leichte Blutungen aus der Magenschleimhaut können durch visuelle Kontrolle des entnommenen Magensekretes festgestellt werden
- die genaue Feststellung der Zusammensetzung von Magensekret erfordert eine Untersuchung im Laboratorium

Hygiene
- Hände waschen
- Handschuhe anziehen
- das freie Ende der Magensonde bei jeder Handlung mit Hilfe von Zellstoff isolieren
- nach Verschluß der Magensonde das freie Ende in sterile Kompresse ablegen

Desinfektion
- besondere Maßnahmen sind nicht erforderlich

Sterilität
- Magensonde jedesmal mit neuem sterilen Stöpsel verschließen

Material

steril:
- Magenspritze mit Konus
- Verschlußstöpsel
- Kompressen
- Handschuhe

unsteril:
- Klemme
- Meßglas
- Sammelgefäß für Magensaft
- Zellstoff
- Etiketten und Schreibstift
- Laborzettel

Durchführung
- Hände waschen
- Handschuhe anziehen
- Material bereitlegen
- Magensonde mit Zellstoff und steriler Kompresse unterlegen
- Magensonde abklemmen
- Verschlußstöpsel der Magensonde entfernen und in Desinfektionslösung abwerfen
- Meßglas unterhalb der Magenhöhe des Patienten bereithalten
- Klemme an der Magensonde öffnen und Magensekret in das Meßglas ablaufen lassen
- beträgt die abgelaufene Menge von Magensekret bei zweistündiger Kontrolle mehr als 200 ml, wird wie folgt verfahren:

- gesamte Menge des Magensekrets aus dem Magen ablaufen lassen
- Magensonde abklemmen
- Magensekret beim durchfallenden Licht auf eventuelle Blutbeimengung kontrollieren
- Magensekret aus dem Meßglas in Sammelgefäß entleeren

- Magensonde mit Stöpsel verschließen
- Meßglas wegstellen
- das freie Ende der Magensonde in sterile Kompresse ablegen
- Klemme entfernen
- Handschuhe abwerfen
- Hände waschen
- entnommene Menge Magensekret registrieren
- Arzt informieren
- ggf. Infusion für Ersatztherapie vorbereiten

- beträgt die abgelaufene Menge von Magensekret bei zweistündiger Kontrolle weniger als 200 ml, wird wie folgt verfahren:

- Magensonde abklemmen
- Meßglas mit Magensekret gut gesichert abstellen
- Magensekret aus dem Meßglas mit Hilfe der Spritze aufziehen
- Spritze mit Konus an die Magensonde anschließen
- Magensonde öffnen
- Magensekret unter leichtem Druck durch die Sonde in den Magen spritzen
- ggf. den Vorgang wiederholen, bis die gesamte abgelaufene Menge von Magensekret wieder in den Magen zurückgeführt worden ist
- Magensonde abklemmen
- Spritze ablegen
- Magensonde mit sterilem Verschlußstöpsel verschließen
- das Ende der Magensonde in sterile Kompresse ablegen
- Material wegräumen
- Handschuhe abwerfen
- Hände waschen
- Kontrolle in die Krankenunterlagen eintragen

- falls bei der Sichtkontrolle des Magensekretes ein Verdacht auf Blutung entsteht, wird wie folgt verfahren:

- Arzt benachrichtigen
- sterile Kompresse nehmen
- kleine Menge von Magensekret auf sterile Kompresse laufen lassen

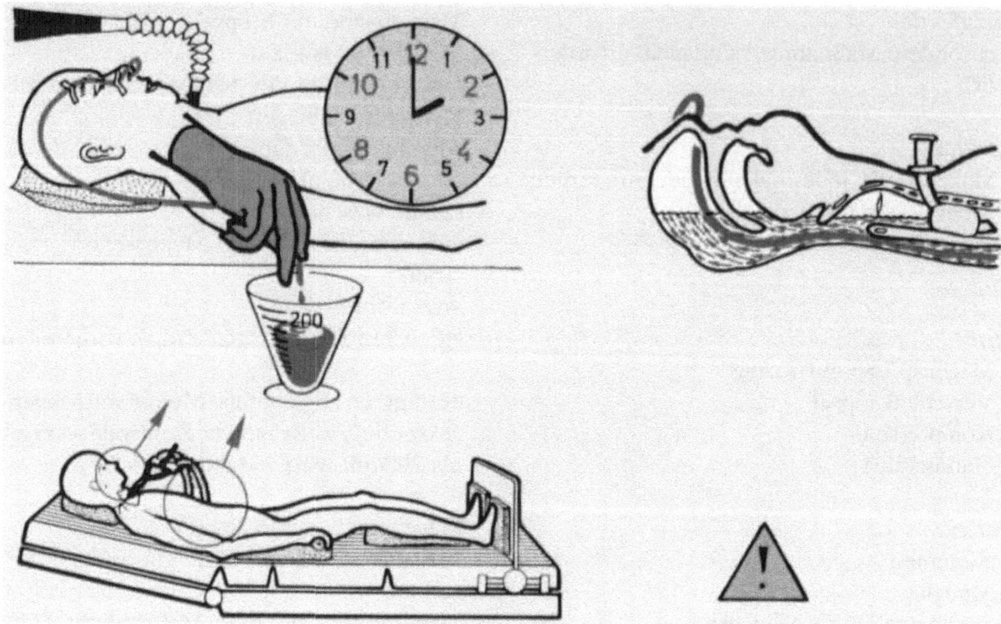

Abb. 10. Überwachung der Entleerung des Magens mit Hilfe der Magensonde

Merke: Die normale Magensekretproduktion beim Erwachsenen beträgt etwa 2,4 l pro Tag, d. h. etwa 100 ml pro Stunde. Einer Aspiration kann man erfahrungsgemäß bei beatmeten Patienten in der Intensivbehandlung vorbeugen, wenn eine Kontrolle der Magensaftproduktion 2-stündig erfolgt. Beträgt die abfließende Menge bei der 2-stündigen Kontrolle nicht mehr als 200 ml, so können eine normale Produktion und ein normaler Abfluß von Magensekret angenommen werden. Bei jeder Kontrolle ist auf Blutbeimengung im Magensekret zu achten.

- die Farbe des Sekretes auf der Kompresse bei hellem Licht überprüfen und durch den Arzt überprüfen lassen
- ggf. Magenspülung mit Eiswasser vorbereiten

Besonderheiten
- wird bei der zweistündigen Kontrolle Magensekret nicht wieder zugeführt, so sind die entnommenen Mengen an Wasser und Elektrolyten sowie der pH-Wert des Magensekretes zu bestimmen
- in der Regel wird auf intravenösem Weg ein Ersatz mit Hilfe der Infusionstherapie vorgenommen
- nach Entnahme von Magensekret aus therapeutischen Gründen erfolgt eine selektive Ersatztherapie auf intravenösem Weg in der Regel nur für diejenigen Bestandteile des Magensekretes, die nicht hätten entfernt werden sollen
- für Laboratoriumsuntersuchungen soll Magensekret filtriert werden
- Proben von Magensekret für Laboratoriumsuntersuchungen sind nur dann brauchbar, wenn mindestens 4 Stunden vor der Entnahme keine Zufuhr durch die Magensonde erfolgte
- bei Rückfluß von Magensekret in den Rachenraum muß die Magensonde sofort geöffnet werden
- bei Blutung im Magen wird die Magensonde ständig offen gehalten, damit der Mageninhalt abfließen kann

- Sonden mit zwei in verschiedenem Abstand von der Spitze plazierten Ballons und Öffnungen ermöglichen ein getrenntes Absaugen von Magen- und Gallensekret
- mit einer speziellen Dreiwegsonde kann nach richtiger Plazierung und Ballonfüllung nach Versiegen der Gallensekretion Pankreassaft aspiriert werden
- bei mechanischem oder paralytischem Ileus kann zur Entlastung das Ableiten von gestautem Darminhalt über eine Dünndarmsonde erforderlich werden

Fehler und Gefahren
- Einspritzen des Magensekrets mit zu hohem Druck durch die Magensonde führt evtl. zu Reflux und Aspiration
- aufgeblasene Blockermanschette am Ende eines Trachealtubus oder einer Trachealkanüle schützt nicht vollständig vor einer Aspiration
- Fehldiagnose wegen Verlegung der Magensonde
- Fehldiagnose betreffs Blut im Magensekret
- metabolische Alkalose und Hypokaliämie bei Unterlassung der Ersatztherapie

1.4. Handhabung der Magensonde bei Spülung des Magens

Zweck
- Verdünnen von flüssigem Mageninhalt
- Entfernen von flüssigem Mageninhalt
- Vorbeugen einer Überfüllung des Magens mit geronnenem Blut bei Magenblutung
- Sicherstellen günstiger Bedingungen für die Herabsetzung der Durchblutung der Magenwand durch Magenkontraktion
- Herabsetzen der Durchblutung der Magenschleimhaut
- Kontrolle der Intensität und Dauer einer Blutung im Magen

Organisation
- bei dem Feststellen von Blutspuren im abgesaugten Magensekret muß sofort der Arzt benachrichtigt werden

- bei Blutung aus dem Magen die Magensonde geöffnet halten
- einem Blutdruckabfall bei Intensivtherapiepatienten liegt nicht selten eine Blutung im Magen zugrunde
- an die Möglichkeit einer Magenperforation denken
- für die Spülung des Magens bei Magenbluten eiskalte Spüllösung verwenden
- bei Spülung Zufuhr und Ausfuhr messen und registrieren
- eine unsterile Assistenz ist in der Regel erforderlich
- eine Gastroskopie kann erforderlich werden

Hygiene
- Hände waschen
- Magensonde mit Zellstoff und Gummilaken unterlegen
- sterile Handschuhe anziehen

Desinfektion
- keine besonderen Maßnahmen

Sterilität
- nur sterile Spülflüssigkeit verwenden
- nur sterile Spritzen mit Olivenansatz verwenden

Material

steril:
- 2 Spritzen mit Olivenansatz à 100 ml
- Gefäß für die Spüllösung
- Kochsalzlösung oder Aqua dest.
- Einmalhandschuhe
- Kompressen

unsteril:
- Meßglas als Auffanggefäß für die zurückfließende Flüssigkeit
- Klemme
- Zellstoff
- Gummiunterlage
- ggf. Eiswürfel

Durchführung
- Hände waschen
- benötigtes Material auf fahrbarem Tisch

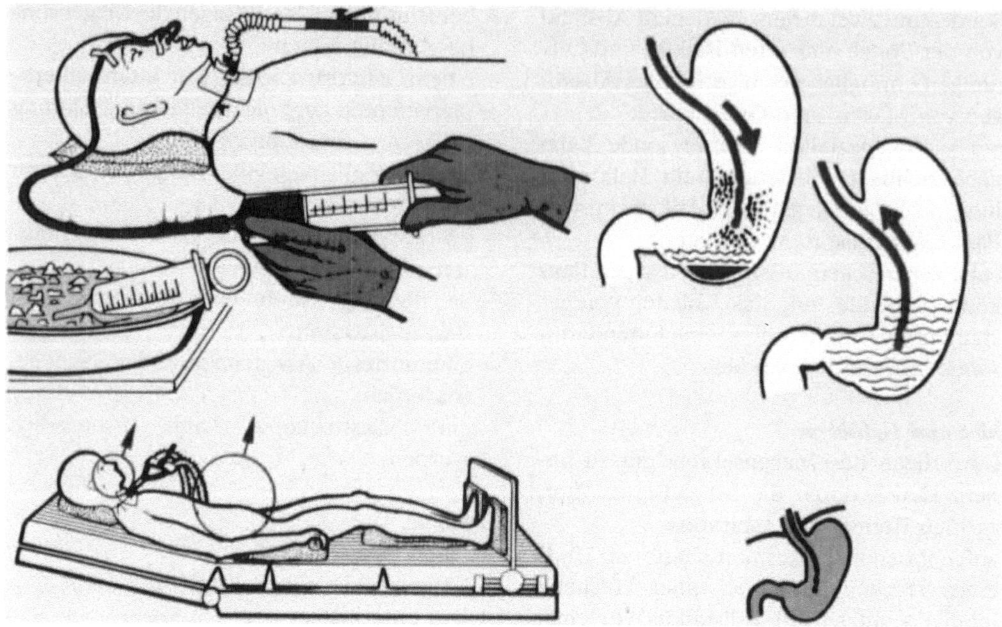

Abb. 11. Spülung des Magens bei Magenblutung

Merke: Bei Verdacht auf Blutung wird der Magen mit eiskaltem Wasser gespült. Um einen Rückfluß durch die Speiseröhre zu vermeiden, werden ohne stärkeren Druck höchstens 200 ml eiskaltes Wasser durch die Sonde in den Magen gespritzt und nach 2–3 min wieder abgesaugt. Die abgesaugte Menge muß kontrolliert werden. Wird nach längerem Spülen die abgesaugte Flüssigkeit nicht klar, so besteht der Verdacht auf eine stärkere Blutung. Gerinnungsfördernde Substanzen sollen durch die Magensonde nicht verabreicht werden, da die Blutgerinnsel nicht mehr entfernt werden können.

für hygienische und rationelle Arbeitsweise richten
- Bett im Bereich der Durchführung der Spülung durch Zellstoff- und Gummiunterlage vor Verschmutzung schützen
- Eis in steriles Gefäß geben und Spülflüssigkeit zugießen
- Handschuhe anziehen
- Magensonde und Drainageschlauch abklemmen, voneinander trennen und mit sterilen Kompressen schützen
- beide Spritzen mit eiskalter Spülflüssigkeit füllen
- eine Spritze an Magensonde anschließen, Klemme öffnen und eiskalte Spülflüssigkeit ohne große Druckanwendung einspritzen

- etwa 1 min warten
- Flüssigkeit langsam ohne große Sogwirkung aus dem Magen wieder entfernen
- Sonde abklemmen
- abgesaugte Flüssigkeit in Meßglas einfüllen und Menge kontrollieren
- den Vorgang fortlaufend wiederholen, bis dreimal hintereinander eine klare Flüssigkeit abgesaugt werden kann
- Magensonde an den Drainageschlauch der Heberdrainage sachgerecht anschließen
- Material wegräumen bzw. abwerfen
- Handschuhe ausziehen
- Hände waschen
- ggf. Gastroskopie vorbereiten

Besonderheiten
- bei der ersten Spülung kommt es oft vor, daß nur ein kleiner Teil der eingespritzten Menge Spülflüssigkeit wieder abgesaugt werden kann
- bei der zweiten Spülung soll jedoch das Absaugen der gesamten Menge der eingespritzten Spülflüssigkeit angestrebt werden
- findet man bei der wiederholten Spülung beim Absaugen immer wieder nur einen kleinen Teil der eingespritzten Flüssigkeitsmenge, so besteht der Verdacht auf eine Magenperforation
- in diesem Fall muß die Spülung sofort abgebrochen werden
- für die Spülung des Magens mit Eiswasser können auch eine doppellumige Magensonde und ein Kühlgerät verwendet werden
- es können zusätzlich Eisbeutel in der Magengegend aufgelegt werden
- für die konservative Behandlung der Magenblutung kann der Magen mit Hilfe eines Kühlaggregates und einer speziellen Sonde gekühlt werden
- oft erfolgt die Blutung bei Intensivtherapiepatienten nach hypoxämischer Schädigung aus einem spritzenden Gefäß im Zwölffingerdarm
- bei Vergifteten werden für die Spülung des Magens in der Regel dickere Magensonden verwendet
- in diesem Fall läßt man kontinuierlich größere Mengen Flüssigkeit durch die Magensonde einlaufen
- bei nicht intubierten Patienten erfolgt die Magenspülung ggf. in Bauchlage
- zur Vorbeugung einer Aspiration bei vollem Magen werden in der Regel ebenfalls dickere Sonden verwendet, der Magen entleert, jedoch wird selten gespült
- die Entleerung des Magens erfolgt in diesen Fällen noch vor Einleiten der Narkose mit Hoch- oder Tieflagerung des Kopfes

Fehler und Gefahren
- falsche Lage der Sondenspitze (Ösophagus oder Zwölffingerdarm) bei der Spülung
- zu starker Druck und Sog bei der Spülung des Magens

- Zufuhr von gerinnungsfördernden Mitteln durch den Magenschlauch
- Verstopfung der Magensonde durch geronnenes Blut
- Spülung des Magens bei nicht diagnostizierter Magenperforation
- Peritonitis durch Austritt der Spülflüssigkeit mit Mageninhalt in den Peritonealraum

1.5. Handhabung der Magensonde bei der Sondenernährung

Zweck
- Zuführen von Nahrung
- Neutralisieren des Magensekretes
- Entkeimen des Dickdarmes vor einem operativen Eingriff

Organisation
- vor dem Zuführen von Nahrung die korrekte Lage der Magensonde kontrollieren
- Trockensubstanz erst unmittelbar vor der Verwendung der Originalverpackung entnehmen
- immer nur die für eine Portion notwendige Menge an Trockensubstanz entnehmen
- beim Auflösen der Trockensubstanz jede Möglichkeit einer bakteriellen Kontamination vermeiden
- bei der Zufuhr der Sondennahrung sich genau an die angegebene Dosierung halten
- Entleerung und Entleerungszeiten des Magens kontrollieren bzw. bei der Dosierung berücksichtigen
- zugeführte Menge an Nahrung und Flüssigkeit registrieren

Hygiene
- Hände waschen
- Handschuhe anziehen
- bei jedem Öffnen und Schließen des Systems besonders auf die hygienische Handhabung achten

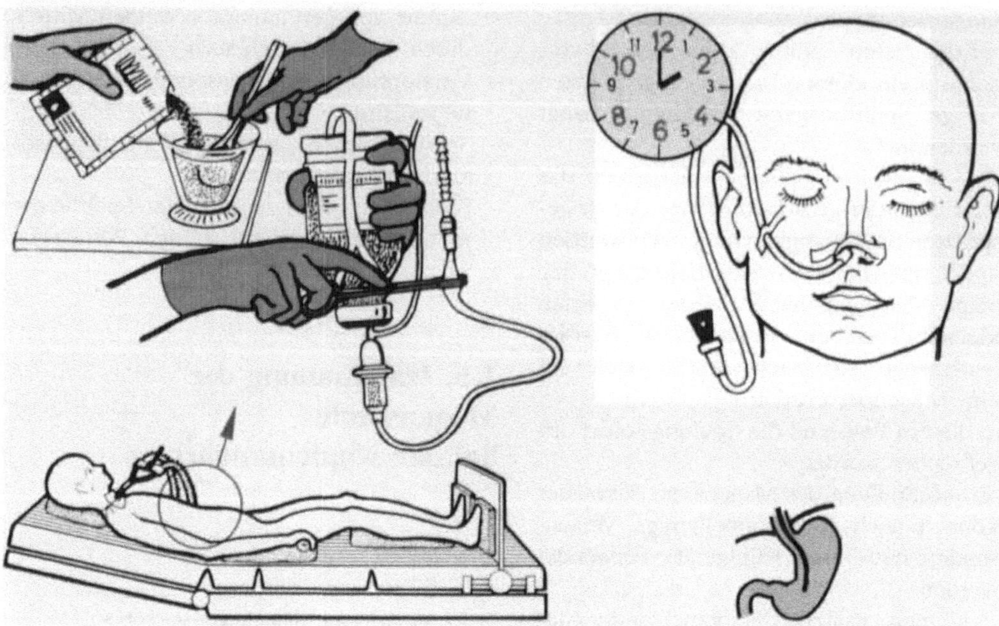

Abb. 12. Zufuhr von Sondennahrung durch die Magensonde

Merke: Das Zuführen von Sondennahrung soll in kleineren Mengen – nicht mehr als 400 ml – und in Zeitabständen von 2 Std erfolgen. Die Entleerungszeit des Magens beträgt normalerweise 1½ Std. Vor jeder erneuten Verabreichung der Sondennahrung muß die Entleerung des Magens kontrolliert werden.

Desinfektion
– nicht sterilisierbares Material bzw. Hilfsmittel vor dem Gebrauch desinfizieren

Sterilität
– bei der Entnahme und Auflösung der Trockensubstanz nur sterile Gefäße und Hilfsmittel, z. B. Löffel, verwenden
– Lösungswasser vor Gebrauch abkochen
– für die Zufuhr nur sterile Flaschen, Beutel bzw. Tropfsysteme oder ggf. Spritzen verwenden

Material

steril:
– Trockensubstanz
– abgekochtes Wasser
– Meßbecher
– Gefäß zum Anrühren
– Quirlstab
– Sieb
– ggf. Flasche oder Beutel mit Leitungssystem ohne Sieb und mit speziellem Ansatzstück
– Spritze mit Konus à 20 ml
– 2 Klemmen mit überzogener Spitze
– Tuch
– Einmalhandschuhe
– Kompressen

unsteril:
– ggf. Infusionsständer

Durchführung
– Hände waschen
– Material und Hilfsmittel bereitlegen
– Arbeitsfläche mit desinfizierender Lösung abwaschen
– Handschuhe anziehen

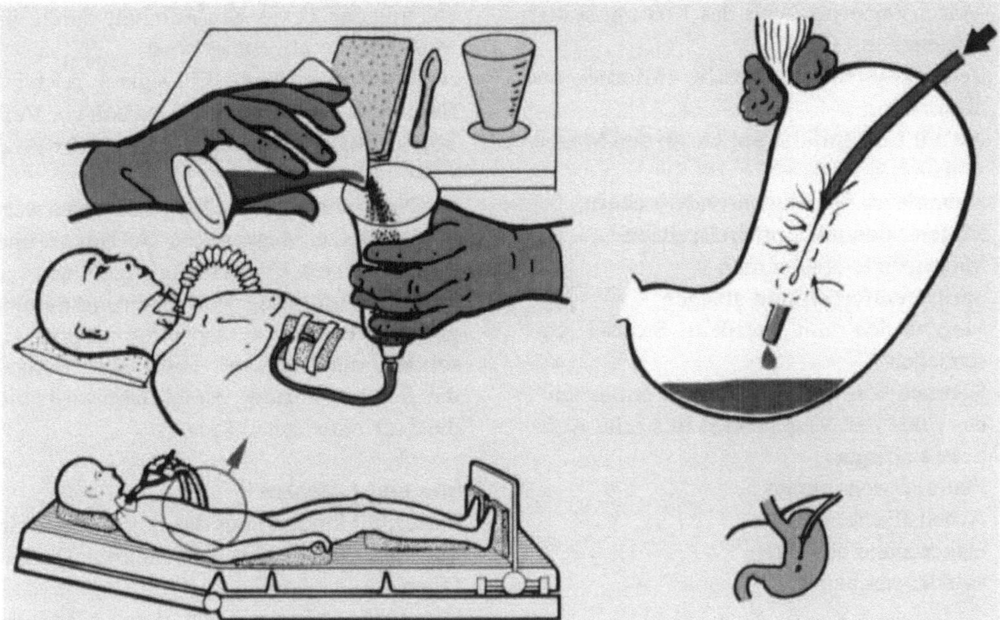

Abb. 13. Zufuhr von Sondennahrung durch eine Witzel-Fistel

Merke: In besonderen Fällen, z. B. bei Ösophagusvarizen, Kardiatumoren usw., wird eine Magensonde mit Hilfe einer Witzel-Fistel gelegt. Die Zufuhr von Sondennahrung erfolgt in diesem Falle ebenfalls in einzelnen Portionen von höchstens 400 ml und in Zeitabständen von 2 Std. Da an der Witzel-Fistel Blutungen entstehen können, muß auch hier eine fortlaufende Kontrolle durchgeführt werden.

- steriles Tuch ausbreiten
- Trockensubstanz aus der Originalpackung in das sterile Mischgefäß füllen
- Trockensubstanz mit abgekochtem Wasser auflösen
- aufgelöste Nahrung, falls erforderlich, durch ein Sieb in das Meßgefäß gießen
- Verschluß und Verschlußstöpsel einer sterilisierten Infusionsflasche entfernen und steril ablegen
- aufgelöste Nahrung in die Flasche einfüllen
- Flasche wieder fest verschließen
- Verschlußstöpsel desinfizieren
- Leitungssystem aus Originalpackung steril entnehmen
- Stechdorn durch den Verschlußstöpsel der Flasche stoßen
- Luftzuleitungsschlauch an der Flasche fixieren
- ggf. Ansatzstück des Infusionsbestecks unbedingt entfernen
- Ansatzstück für den Anschluß an die Magensonde anbringen
- Leitungssystem mit Nahrung füllen und abklemmen
- Magensonde abklemmen
- Verschlußstöpsel der Magensonde entfernen und in Desinfektionslösung einlegen
- Leitungssystem an die Magensonde anschließen
- Flasche mit der vorbereiteten Nahrung in geringer Höhe über dem Patienten aufhängen
- bei beatmeten Patienten die Blockung der Trachealkanüle prüfen
- den Weg für die Nahrungszufuhr durch Entfernen der Klemmen freigeben
- nach Entleerung der Flasche sowohl die

Magensonde als auch das Leitungssystem abklemmen
- Leitungssystem mit Flasche entfernen und abwerfen
- die mit Luft gefüllte Spritze an den Magenschlauch anschließen
- Klemme an der Magensonde lockern
- Magensonde mit Luft freispritzen
- Magensonde abklemmen
- Spritze entfernen und ablegen
- Magensonde mit sterilem Stöpsel verschließen
- Klemme von der Magensonde entfernen
- das Ende der Magensonde in sterile Kompresse ablegen
- Material wegräumen
- Arbeitsfläche reinigen
- Handschuhe abwerfen
- Hände waschen

Besonderheiten
- die Nahrung kann durch die Magensonde auch mit Hilfe einer Spritze eingeführt werden
- das Einspritzen erfolgt wegen der Gefahr der Regurgitation langsam und ohne größeren Kolbendruck
- nach Einführen der Nahrung wird die Magensonde immer mit Hilfe von Luft, abgekochtem Wasser oder Tee durchgespritzt, um einer Verlegung der Sonde vorzubeugen
- die Patienten werden in seltenen Fällen über eine Witzel-Fistel ernährt
- die Handhabung des Magenschlauches über die Witzel-Fistel muß immer steril erfolgen
- Haut und Verband müssen vor Verschmutzung geschützt werden
- die einzelnen Portionen der Sondennahrung sollen nicht mehr als 300–400 ml betragen
- die Zeitabstände zwischen dem Verabreichen der einzelnen Portionen sollen mindestens 1¹/₂–2 Std betragen entsprechend der normalen Entleerungszeit des Magens
- vor Verabreichen der Sondennahrung muß der Füllungszustand des Magens kontrolliert werden
- die Kontrolle erfolgt mit Hilfe einer Spritze, mit der etwas Mageninhalt durch die Magensonde abgesaugt wird
- zeigt die abgesaugte Flüssigkeit reichlich Reste von Sondennahrung, so soll vor Verabreichung der nächsten Portion der Arzt verständigt werden
- zur Neutralisation des Magensekretes werden über die Magensonde Netzmittel und Antazida nach Verordnung zugeführt
- für die Zuführung von Nahrungsmitteln gibt es heute dünne, doppellumige Spezialsonden, durch die mit Hilfe einer Pumpe die Sondennahrung verabreicht wird und die Luft entweichen kann

Fehler und Gefahren
- unsterile Handhabung der Sondennahrung mit der Gefahr von unstillbaren Durchfällen
- Durchfälle können auch dann auftreten, wenn die Sondennahrung insbesondere bei Gabe von synthetischen Diäten eine zu hohe Osmolarität besitzt
- zu hohe Lage der Spitze der Magensonde mit Gefahr der Regurgitation der verabreichten Nahrung
- zu tiefe Lage (Duodenum) der Spitze der Magensonde
- Verabreichung der Sondennahrung unter hohem Druck mit der Gefahr der Regurgitation
- mangelnde Kontrolle der Entleerung des Magens mit der Gefahr der Überfüllung und Regurgitation
- Einführen von Sondennahrung über die Magensonde bei nicht diagnostizierter Magenperforation mit der Gefahr einer Bauchfellentzündung
- Verstopfung der Magensonde bei mangelhafter Spülung

1.6. Entfernen der Magensonde

Zweck
- Beenden therapeutischer und diagnostischer Maßnahmen mit Hilfe der Magensonde

– Vorbeugen von möglichen Komplikationen
bei Magensonden mit langer Liegedauer
– Wechseln der Magensonde

Organisation
– die Magensonde soll nicht länger als unbedingt erforderlich belassen werden
– die Magensonde ist bei Intensivtherapiepatienten beim Übergang auf orale Ernährung erst dann zu entfernen, wenn der Patient bereits schlucken kann
– Schluckversuche sollen durch Gabe von
Flüssigkeit kontrolliert werden
– Entfernen der Magensonde ist bei Patienten in Seitenlage mit weniger Risiko
behaftet
– das Einführen einer neuen Magensonde ist
wegen möglicher Ulzeration mit wesentlich
größeren Risiken verbunden
– beim Entfernen der Magensonde tritt aus
dem Ösophagus oft Magensekret hervor
– nach längerem Liegen der Magensonde ist
die Schließmuskulatur der Kardia nicht voll
funktionsfähig
– Magen vor dem Entfernen der Magensonde entleeren
– vor Entfernen der Magensonde ist die Abdichtung der Trachea zu prüfen
– Magensonde unter leichtem Sog entfernen

Hygiene
– Hände waschen
– Handschuhe anziehen
– Arbeitsfläche neben dem Kopf des Patien-
ten mit Zellstoff abdecken

Desinfektion
– besondere Maßnahmen sind nicht erforderlich

Sterilität
– besondere Maßnahmen sind nicht erforderlich

Material

steril:
– Einmalhandschuhe
– 2 Absaugkatheter

– nur beim Wechseln der Magensonde ggf.
eine neue Magensonde

unsteril:
– Spritze mit Konus
– Klemme
– Auffanggefäß
– Paraffinöl
– Hautreinigungsmittel (Benzin)
– 2 Watteträger
– ggf. Heftpflaster
– ggf. Schere
– Zellstoff
– Absauggerät

Durchführung
– Hände waschen
– Material bereitlegen
– Kopf des Patienten in der Rückenlage ge-
radelegen
– Abdichtung der Trachea kontrollieren
– Handschuhe anziehen
– Arbeitsfläche mit Zellstoff unterlegen
– Absauggerät einschalten
– Mund- und Rachenhöhle absaugen
– Absaugschlauch abwerfen
– Magensonde abklemmen
– ggf. Verbindung des Auffangbeutels ab-
klemmen
– Verbindung zwischen Magensonde und
Schlauch des Auffangbeutels lösen
– ggf. Stöpsel der Magensonde entfernen
– Absaugspritze mit Konus an der Magen-
sonde aufsetzen
– Klemme von der Magensonde nehmen
– Magen leersaugen
– Magensonde abklemmen
– Fixierung der Magensonde vorsichtig lösen
– Klemme der Magensonde entfernen
– mit der Absaugspritze einen leichten Sog
an der Magensonde erzeugen
– Magensonde unmittelbar am Naseneingang
fassen
– Magensonde entsprechend dem Verlauf
des Nasenganges in kleinen Stücken (ca.
10–15 cm) herausziehen
– beim Herausziehen Magensonde am Na-
seneingang ständig nachfassen
– Magensonde abwerfen
– Absaugspritze und Klemme ablegen

- Nasen- und Rachenraum erneut absaugen
- Absaugschlauch abwerfen
- Naseneingang schonend mit einem in Paraffinöl getauchten Watteträger reinigen
- ggf. Spuren des Heftpflasters von der Haut des Patienten mit Benzin entfernen
- ggf. neue Magensonde auf ärztliche Anordnung vorschriftsmäßig einführen
- Material wegräumen
- Handschuhe abwerfen
- Hände waschen
- Entfernen und ggf. Neueinführen einer Magensonde im Überwachungsbogen vermerken

Besonderheiten
- bei Spezialsonden mit Ballon muß dieser vor dem Entfernen entleert werden
- das Entfernen der Magensonde bei zur Seite gedrehtem Kopf ist schwieriger und führt zu unnötigen Schleimhautabschabungen
- nach längerer Verweildauer der Magensonde kann sich das Plastikmaterial verhärten
- bei versehentlichem Zurückziehen der Magensonde durch den Patienten oder eine Behandlungsperson soll die Magensonde gewechselt werden
- beim Wechseln der Magensonde nach Möglichkeit für die Neueinführung die andere Nasenseite wählen
- beim Übergang auf orale Nahrungszufuhr Schluckakt des Patienten vor dem Entfernen der Magensonde prüfen
- für die Prüfung des Schluckaktes soll man Flüssigkeit (z. B. Tee) oder etwas feste Nahrung nehmen, breiige Kost ist nicht geeignet
- vor dem Entfernen der Magensonde nach peroraler Nahrungsaufnahme immer mehrmals Flüssigkeit schlucken lassen
- ein Schluck Paraffinöl erleichtert das Entfernen der Sonde

Fehler und Gefahren
- Fremdkörperreiz und Druckulkus bei länger liegenden Magensonden
- Aspiration von Mageninhalt bei Entfernen der Magensonde
- Aspiration von an der Außenseite des Katheters hängenden breiigen Nahrungsresten nach Entfernen der Magensonde unmittelbar nach Nahrungsaufnahme
- starke Traumatisierung der Schleimhäute durch zu schnelles Entfernen der Magensonde
- Perforation des Ösophagus beim Einführen einer neuen Magensonde
- Zurückfließen von Mageninhalt bei fehlender oder nicht genügender Schließfunktion der Kardiamuskulatur
- Nasenbluten

1.7. Einführung und Handhabung der Magensonde bei Patienten mit vollem Magen vor der Einleitung einer Narkose

Zweck
- Vorbeugen einer Aspiration von Mageninhalt

Organisation
- innerhalb von 6 Std nach einer Flüssigkeits- und Nahrungsaufnahme ist ein erheblich größeres Risiko einer Aspiration gegeben
- liegt ein akutes, krankheitsauslösendes Ereignis innerhalb von 6 Std nach einer Flüssigkeits- oder Nahrungsaufnahme, so ist über die 6 Stunden-Grenze hinaus ein erhöhtes Risiko für eine Aspiration anzunehmen
- bei Patienten mit Nahrungskarenz, jedoch peroraler Flüssigkeitsaufnahme, ist ein erhöhtes Risiko an Aspiration gegeben
- bei Patienten mit Darmverschluß ist oft ein kotiger Mageninhalt vorhanden
- bei Patienten mit vollem Magen und mit klarem Bewußtsein kann die Einführung der Magensonde in Anti-Trendelenburg'scher Lage erfolgen
- bei Patienten mit vollem Magen ohne klaren Bewußtseinszustand erfolgt die Einführung der Magensonde in Trendelenburg'scher Lage
- die Einführung der Magensonde kann in

Abhängigkeit von der jeweiligen Entscheidung des Arztes vor oder nach der Intubation erfolgen
- bei Einführen der Magensonde bei Patienten mit vollem Magen ist immer mit Regurgitation von Mageninhalt in den Rachenraum zu rechnen
- der Inhalt des Rachenraumes muß sofort abgesaugt werden
- als Absaugvorrichtung braucht man immer zwei elektrische Absauggeräte
- Zusatzgeräte, die an den Endotrachealtubus angeschlossen werden können und ein schnelles Absaugen ermöglichen, haben sich bewährt
- die üblichen Absaugvorrichtungen am Narkosegerät reichen zu solchen Zwecken nicht aus
- bei Patienten mit vollem Magen soll in der Regel eine weitlumige Magensonde eingeführt werden
- die weitlumige Magensonde verbleibt insbesondere bei Patienten mit Darmverschlußkrankheiten für die ganze Zeit des operativen Eingriffs
- die weitlumige Magensonde wird am Ende der Narkose gegen eine übliche Magensonde ausgetauscht
- die weitlumige Magensonde wird über den Mund, die Verweilsonde über die Nase eingeführt

Hygiene
- Hände waschen
- Handschuhe anziehen
- insbesondere bei Patienten mit Darmverschlußkrankheiten die Umgebung vor Verschmutzung schützen
- nach Entleerung des Magens das gesamte Isoliermaterial entfernen
- nach Entleerung des Magens Handschuhe und Kittel sofort abwerfen, neue Handschuhe und Kittel anziehen
- nach jeder erneuten Verschmutzung den Vorgang wiederholen

Desinfektion
- bei jedem Handschuh- und Kittelwechsel Hände vorschriftsmäßig mit Desinfektionsmittel reinigen

Sterilität
- beim Absaugen von kotigem Mageninhalt ist auf die sterile Handhabung der Mittel und Instrumente besonders zu achten

Material
- als spezielles Material wird benötigt:

steril:
- Handschuhe
- Kittel
- weitlumige Magensonde
- weitlumige Absaugkatheter

unsteril:
- Flasche mit Desinfektionsmittel
- Xylocain-Gel
- Auffanggefäß
- Auffangbeutel
- Halterung zur Befestigung des Auffangbeutels
- 2 Absauggeräte komplett
- wasserdichte Unterlage
- Zellstoff
- Heftpflaster
- Schere

Durchführung
- Hände waschen
- alle Mittel, Materialien und Geräte für die ordnungsgemäße Einleitung der Narkose prüfen und bereitlegen
- alle Mittel, Materialien und Geräte zur Entleerung des Magens ordnungsgemäß prüfen und bereitstellen
- Patienten ordnungsgemäß für die Einleitung der Narkose kontrollieren
- ggf. Zahnprothese entfernen
- ggf. entsprechend der Verordnung Prämedikation verabreichen
- Arzt benachrichtigen
- Handschuhe anziehen
- beim Anziehen des Arztes assistieren
- Kopf- und Schulterbereich des Patienten mit wasserdichter Unterlage und Zellstoffauflage unterlegen
- Patienten je nach Weisung des Arztes in Kopftief- oder Kopfhochlagerung bringen
- ggf. bei Einleitung der Narkose und Schnellintubation assistieren

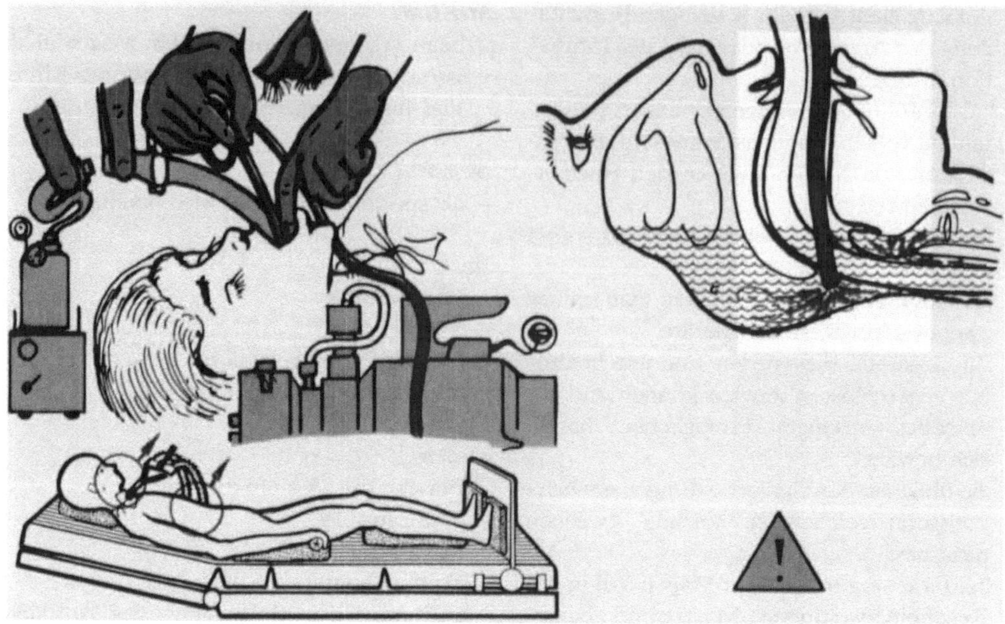

Abb. 14. Einführen einer weitlumigen Magensonde bei Einleitung der Narkose

Merke: Bei vollem Magen wird in der Regel zum Absaugen des Mageninhalts eine weitlumige Sonde durch die Mundhöhle eingeführt. Dies muß noch vor der Einleitung der Narkose geschehen. Bei bewußtlosen Patienten besteht ohne vorherige Intubation immer die Gefahr einer Aspiration. Beim Einschieben der weitlumigen Sonde durch die Kardia erfolgt fast immer eine Regurgitation. Die Sekrete aus dem Rachenraum sind sofort abzusaugen.

- beide Absaugschläuche und Absauggeräte anschließen
- beide Absauggeräte einschalten
- Magensonde mit Xylocain-Gel gleitfähig machen
- Arzt die Magensonde reichen
- in eine Hand den Absaugschlauch zum Absaugen des Rachenraumes nehmen
- mit der anderen Hand dem Arzt beim Einführen der Magensonde assistieren
- bei Regurgitation von Mageninhalt in den Rachenraum, diesen sofort vollständig absaugen
- Arzt saugt durch die Magensonde den Mageninhalt ab
- nach Entleerung des Magens Absaugschlauch zur Seite legen
- Absauggerät abschalten

- Magenschlauch am Auffangbeutel befestigen
- Magenschlauch festhalten
- ggf. ein Absauggerät (z. B. Suction Booster) am Ende des Endotrachealtubus anschließen
- ggf. dem Arzt bei Intubation assistieren
- Arzt oder Assistenz fixiert den Endotrachealtubus an der Magensonde
- Auffangbeutel an der Halterung befestigen
- alle Materialien wegräumen
- Handschuhe und Kittel abwerfen
- Hände mit Desinfektionsmittel waschen
- neue Handschuhe und Kittel anziehen
- ggf. Gesicht-, Hals- und Schulterbereich des Patienten reinigen
- Kopf-, Hals- und Schulterbereich des Patienten mit frischem Material unterlegen

- bei der Lagerung des Patienten und Fortführung der Narkose assistieren
- ggf. bei der Einführung einer Verweilsonde und bei der Ausleitung der Narkose assistieren

Besonderheiten

- bei Kranken, Säuglingen und Kleinkindern können noch nach vielen Stunden Speisereste im Magen vorhanden sein
- auch bei breitlumigen Magensonden können oft größere Speisereste nicht abgesaugt werden
- Aspiration von größeren Speiseresten kann zum Ersticken des Patienten führen
- bei Aspiration von größeren Speiseresten kann eine sofortige Notfallbronchoskopie erforderlich werden
- kotiger Mageninhalt ist immer sehr dickflüssig und läßt sich daher mit dünnen Sonden nicht schnell genug absaugen
- bei kotigem Mageninhalt ist evtl. eine Magenspülung erforderlich
- bei Patienten mit Darmverschluß wird der Magen während des chirurgischen Eingriffs immer wieder mit Darminhalt gefüllt
- deshalb muß die dicke, weitlumige Magensonde liegenbleiben
- bei Patienten mit vollem Magen läßt sich eine Aspiration bei Einleitung der Narkose nie eindeutig ausschließen
- mit der Notwendigkeit einer Bronchialspülung muß im Rahmen der Vorbereitung immer gerechnet werden
- die Korrektur der Lage der Magensonde wird bei intraabdominalen Eingriffen nach Angabe des Chirurgen während des Eingriffs vorgenommen
- die Einführung der Verweilsonde erfolgt nach Möglichkeit vor dem chirurgischen Verschluß der Bauchdecke
- der Operateur soll vor dem Verschluß der Bauchwand die Lage der Magensonde im Magen durch Tasten kontrollieren

Fehler und Gefahren

- Einführen einer zu dünnen Magensonde
- Einführen der Sonde in die Luftröhre
- Beatmung von Patienten mit vollem Magen über eine Maske

- Anti-Trendelenburg'sche Lagerung bei Patienten mit getrübtem Bewußtsein
- explosionsartiges Hervortreten von Mageninhalt bereits bei der Einführung der Magensonde in den Ösophagus
- Aspiration mit unmittelbarer Hypoxie
- Aspirationspneumonie
- akute Blutung aus Ösophagusvarizen bei Einführen der Magensonde
- Verschleppung von kotigem Mageninhalt

1.8. Einführung der Magensonde zur Magenspülung bei Vergiftungen

Zweck

- Entfernen toxischer Substanzen
- Neutralisieren toxischer Substanzen

Organisation

- bei Verdacht auf Vergiftung mit Kontaktgiften das Behandlungspersonal entsprechend schützen
- Prämedikation mit Vagolytikum nach ärztlicher Anordnung i.v. verabfolgen
- bei erhaltenen Schutzreflexen erfolgt auf ärztliche Anordnung die Einführung der Magensonde vor der Intubation
- der Patient wird in diesem Fall mit erhöhtem Oberkörper gelagert
- bei erloschenen Schutzreflexen ist vor der Einführung der Magensonde die Intubation als Aspirationsschutz erforderlich
- für die Einführung wird in diesem Falle der Patient in Rückenlage und Kopftieflagerung gebracht
- bei unruhigen Patienten müssen ggf. die Extremitäten fixiert werden
- ein Arm darf nicht fixiert werden, damit bei Erbrechen der Patient sofort in Seiten- bzw. Bauchlage gebracht werden kann
- eine Assistenz ist erforderlich

Hygiene

- Hände waschen
- Handschuhe anziehen
- Behandlungstisch im Bereich des Oberkörpers vor Verschmutzung schützen

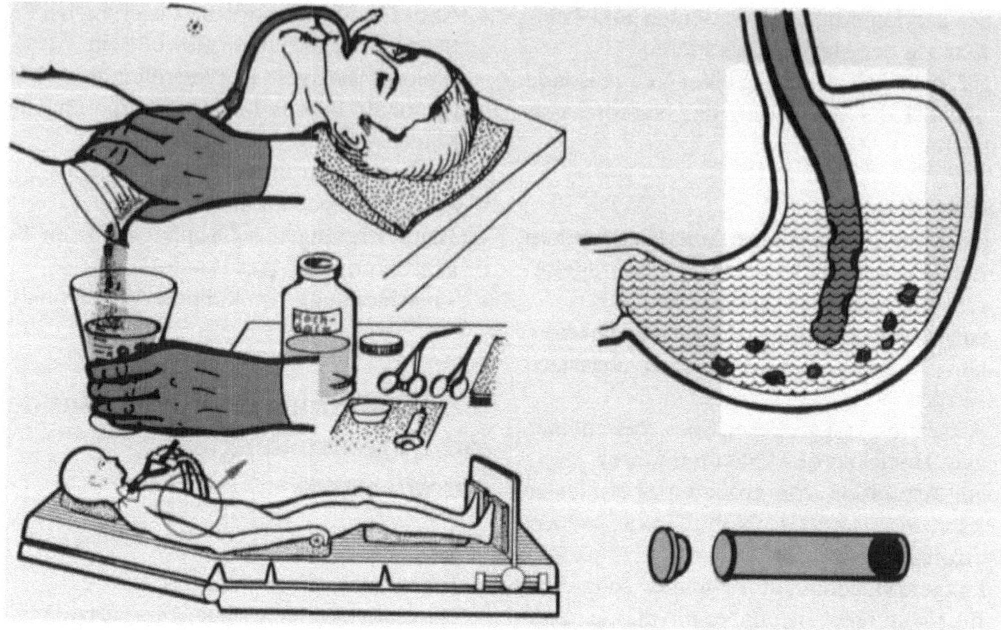

Abb. 15. Einführen einer weitlumigen Magensonde bei Vergifteten in der Rückenlage

Merke: Wegen der Gefahr der Aspiration sollten Vergiftete insbesondere dann vor dem Einführen der Magensonde intubiert werden, wenn eine Bewußtseinsstörung vorliegt. Die Magenspülung dient zur Entfernung evtl. noch im Magen vorhandener Giftreste.

Desinfektion
– alle wiederverwendbaren Gegenstände nach Gebrauch in Desinfektionslösung legen

Sterilität
– Magensonde, Spülsystem und Spüllösung sollten steril sein

Material

steril:
– Spritzen à 2 ml
– Kanülen Nr. 12–14
– Intubationsbesteck komplett
– großlumige Magensonde
– Einmalverweilsonde
– Verbindungsschlauch mit Ansatzstück
– Trichter
– Spülflüssigkeit (Aqua dest. oder physiologische Kochsalzlösung)

– Magenspritze mit passendem Konus
– Mundkeil
– Guedeltubus
– Absaugkatheter
– Handschuhe
– Tupfer
– Kompressen
– Stöpsel

unsteril:
– Ampullen mit Vagolytikum
– Ampullen bzw. Tabletten zur Instillation
– Flasche mit Desinfektionsmittel
– Xylocain-Gel
– 1 Klemme
– Blockerspritze
– Stethoskop
– 1 große Klemme
– 1 Nierenschale
– Meßgefäß
– 2 große Auffanggefäße

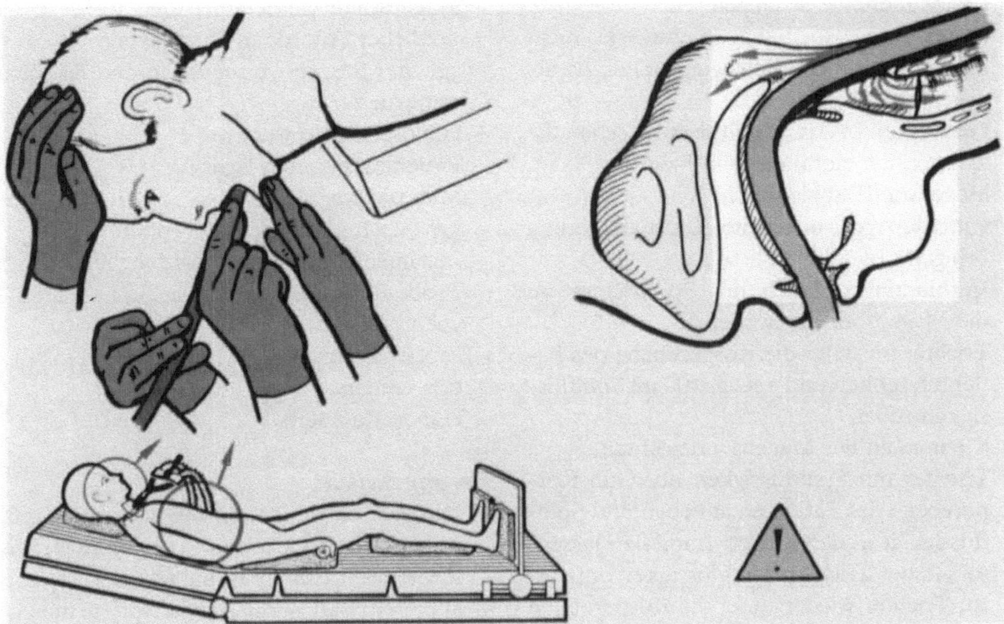

Abb. 16. Einführen einer weitlumigen Magensonde bei Vergifteten in Bauchlage

Merke: Oft wird eine weitlumige Magensonde zur Spülung des Magens bei Vergifteten in Seiten- oder Bauchlage eingeführt. Keine dieser Methoden schließt jedoch die Möglichkeit einer Aspiration beim bewußtlosen Patienten aus. Die sicherste Methode ist, den Patienten zuerst zu intubieren und dann die Magenspülung vorzunehmen.

– Einmalauffangbeutel
– Halterung zur Befestigung des Auffangbeutels
– Absauggerät komplett
– wasserdichte Unterlage
– Zellstoff
– Heftpflaster
– Schere
– Etiketten
– Laborscheine

Durchführung
– Hände waschen
– verordnete Prämedikation verabfolgen
– Material bereitlegen
– Absauggerät überprüfen und funktionsbereit richten
– Auffanggefäße bereitstellen
– Arzt benachrichtigen
– Handschuhe anziehen

– Patienten nach Weisung des Arztes lagern
– ggf. Extremitäten fixieren
– ggf. Zahnprothese entfernen
– bis unter die Schulter des Patienten wasserdichte Unterlage und Zellstoff legen
– ggf. wird Intubation vorgenommen und der Tubus rasch abgeblockt
– mit sterilem Tupfer Xylocain-Gel auf die Spitze der Magensonde auftragen
– Magensonde wird durch den Mund in den Ösophagus eingeführt
– ggf. erfolgt die Einführung unter Sichtkontrolle mit dem Laryngoskop und der Magillzange
– beim Vorschieben der Magensonde Ende der Sonde in Auffanggefäß einlegen
– nach Abfluß des spontan ausfließenden Mageninhaltes Restmenge mit Spritze absaugen und Kontrolle der richtigen Sondenlage durchführen

- ggf. Mundhöhle absaugen
- Magensonde so fixieren, daß sie nicht durch Würgen und Bewegungen herausrutschen kann
- Gummikeil bzw. Guedeltubus zwischen die Zahnreihen einführen und fixieren
- Magensonde abklemmen
- Patienten ggf. in leichte Kopftieflagerung bringen
- Verbindungsschlauch mit Spültrichter an die Magensonde anschließen
- Trichter bis unter die Körperebene des Patienten senken und mit ca. 100 ml Spülflüssigkeit füllen
- Klemme an der Magensonde öffnen
- Trichter mit Spülflüssigkeit über die Körperebene des Patienten anheben und Spülflüssigkeit in den Magen einfließen lassen
- sobald der Trichter von Flüssigkeit entleert ist, Trichter wieder unter die Körperebene des Patienten senken und zurücklaufende Spülflüssigkeit zur Volumenkontrolle im Trichter auffangen und dann in das bereitgestellte Auffanggefäß ablaufen lassen
- Vorgang mit größerer Flüssigkeitsmenge (ca. 300–400 ml) so lange wiederholen, bis die zurückfließende Flüssigkeit klar bleibt und bei Erwachsenen mit insgesamt 20–25 l Flüssigkeit gespült wurde
- Restmenge mit der Magenspritze absaugen
- Magensonde abklemmen
- Magensonde entfernen
- Gummikeil und Fixierung entfernen
- ggf. Mundhöhle absaugen
- Klemme an der Magensonde öffnen und Flüssigkeit in ein Auffanggefäß auslaufen lassen
- Magensonde und Klemme in Desinfektionslösung legen
- Handschuhe wechseln
- dünne Magensonde wird durch den unteren Nasengang eingeführt und nach Kontrolle der richtigen Lage fixiert
- je nach ärztlicher Anordnung Absorptions- bzw. Neutralisationsmedikamente mittels Spritze über die Magensonde in den Magen instillieren

- Magensonde abklemmen und weiter nach ärztlicher Anordnung handhaben
- ggf. mit Stöpsel verschließen und Klemme entfernen
- Handschuhe abwerfen
- Patienten bequem lagern
- Material wegräumen
- ggf. nach Abgießen der oberen Flüssigkeitsmenge aus dem Auffanggefäß eine Probe für die Giftanalyse in ein Laborröhrchen einfüllen
- Probe beschriftet mit Begleitschein ins Labor senden
- Hände waschen

Besonderheiten
- erfolgt eine Intubation bei vollem Magen, so muß die Blockermanschette des Tubus sofort nach Einführen aufgeblasen werden
- in diesem Fall ist die Blockerspritze mit zurückgezogenem Kolben bereits vor der Intubation dem Luftschlauch am Tubus aufzusetzen
- das Lumen der Magensonde sollte bei erwachsenen Patienten nicht weniger als 13 mm betragen
- wird die Magenspülung sofort mit einer Flüssigkeitsmenge über 100 ml eingeleitet, so besteht die Gefahr, daß noch im Magen befindliches Gift in den Dünndarm eingespült wird
- der Rückfluß der Spülflüssigkeit muß der zuvor eingespülten Menge entsprechen
- vielfach wird die Einführung der Magensonde bei Bauchlage und Kopftieflagerung durchgeführt
- bei schweren Säure- oder Laugenvergiftungen besteht die Gefahr einer Perforation der Speiseröhre beim Einführen der Magensonde

Fehler und Gefahren
- Kontamination bei Vergifteten mit Kontaktgiften
- Aspiration
- Perforation des Ösophagus oder des Magens

2. Ösophaguskompressionssonde

2.1. Einführung der Ösophaguskompressionssonde

Zweck
- Blutstillung durch Kompression bei Blutungen aus Ösophagusvarizen bei gleichzeitiger Sicherstellung eines Zugangsweges zum Magen durch die Sonde

Organisation
- bei Verdacht auf Ösophagusvarizen nach Möglichkeit vor dem Einführen einer Magensonde röntgenologische oder endoskopische Kontrolle vornehmen
- beim Einführen einer Sonde können – jedoch sehr selten – durch Ösophagusvarizen schwere Blutungen entstehen
- das Blut kann fast unbemerkt in den Magen fließen, ohne daß es nach außen in Erscheinung tritt
- bei Verdacht auf Blutungen aus Ösophagusvarizen sofort Arzt benachrichtigen
- zur Blutstillung wird in der Regel die Sengstaken-Blakmore-Sonde verwendet
- bei der Vorbereitung des Eingriffs sowohl die Magen- als auch die Ösophagusmanschette kontrollieren
- das Einführen der Sonde erfolgt mit angehobenem Oberkörper in Rückenlage
- beim Einführen kann eine größere Menge Blut durch die Sonde herausfließen
- eine Assistenz beim Einführen der Sonde ist erforderlich

Hygiene
- Hände waschen
- Handschuhe anziehen
- beim Einführen der Sonde die Umgebung vor Verschmutzung schützen

Desinfektion
- die Sonden sollen vor der Sterilisation gespült und desinfiziert werden

Sterilität
- nur sterile Absaugkatheter verwenden

Material

steril:
- Ösophaguskompressionssonde
- Handschuhe
- Verbindungsstück für den Schlauch der Ösophagusmanschette
- Spritze à 50 ml
- Laryngoskop
- Magillzange
- Spray für Rachenanaesthesie
- Absaugschlauch
- Tupfer

unsteril:
- Ampullen mit physiologischer Kochsalzlösung à 20 ml
- Flasche oder Ampulle mit Lokalanaesthetikum
- Xylocain-Gel
- ggf. Becher mit Leitungswasser
- 3 überzogene Klemmen
- Blutdruckmeßgerät ohne Manschette
- Auffanggefäß für Mageninhalt
- Auffangbeutel
- Zungenspatel
- Papierservietten
- Zellstoff
- Heftpflaster
- Schere

Durchführung
- Hände waschen
- Material bereitlegen
- beide Manschetten der Ösophaguskom-

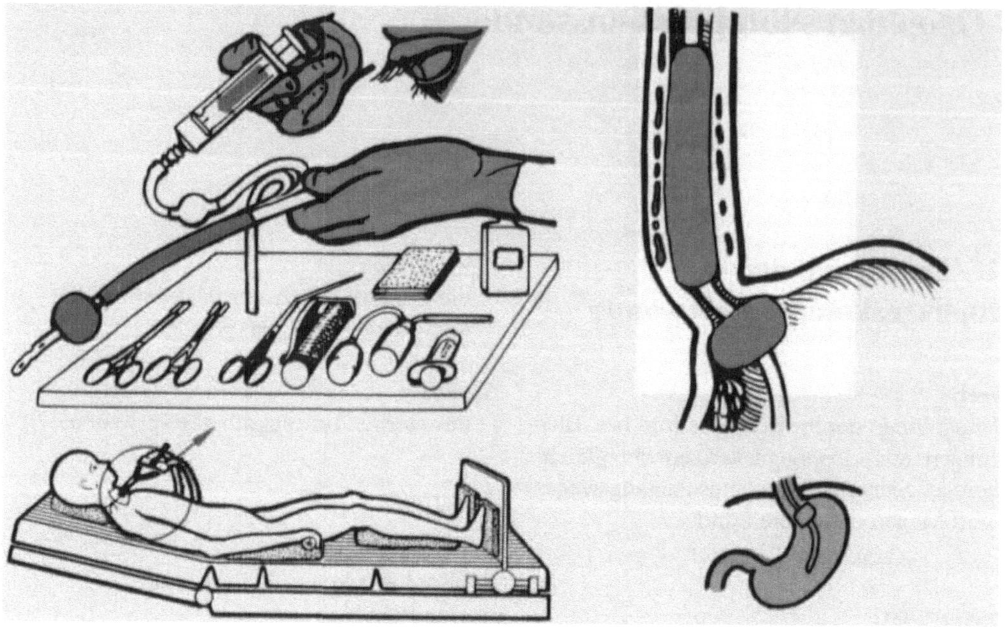

Abb. 17. Einführen einer Spezialsonde zur Kompression von Ösophagusvarizen

Merke: Die Blockermanschetten der Sengstaken-Blakmore-Sonde müssen vor dem Gebrauch auf Dichtigkeit und Funktionstüchtigkeit überprüft werden. Das Einführen erfolgt durch die Mundhöhle oder durch die Nase. Zuerst wird die untere Blockermanschette aufgeblasen, dann die Sonde angezogen und zuletzt die Blockermanschette im Ösophagus aufgeblasen.

pressionssonde mit Luft füllen und auf Dichtigkeit prüfen

- bei der Prüfung die Verbindungsschläuche der Manschetten entsprechend markieren
- Patienten mit leicht erhöhtem Kopf und Oberkörper auf dem Rücken lagern
- freien Zugang zum Kopf des Patienten sichern
- ggf. Kopfbrett am Bett entfernen
- Arzt benachrichtigen
- sterile Handschuhe anziehen
- dem Arzt sterile Handschuhe geben
- Laryngoskop dem Arzt anreichen
- ggf. Spray zur Schleimhautanaesthesie dem Arzt anreichen
- bei Anaesthesie des Rachenraumes dem Arzt assistieren
- Rachenraum des Patienten absaugen
- die Manschetten der Sonde entleeren

- Xylocain-Gel als Gleitmittel mit Tupfer auf die Sonde auftragen
- Sonde abklemmen
- bei der Einführung der Sonde dem Arzt assistieren
- auf evtl. heraustretendes Blut in den Rachenraum achten
- ggf. Rachenraum absaugen
- die Sonde wird bis zu der Markierung 50 cm eingeführt
- Magenmanschette mit 100–150 ml Luft oder physiologischer Kochsalzlösung füllen und abklemmen
- Klemme mit Heftpflaster sichern
- die Sonde wird bis zum Auftreten eines Widerstandes zurückgezogen
- die Magenmanschette liegt am Mageneingang
- die Sonde in dieser Position festhalten

- Sonde ohne Zug und Druck mit Heftpflaster sachgerecht fixieren
- Blutdruckmeßgerät mit Hilfe des Verbindungsstückes an den Schlauch der Ösophagusmanschette anschließen
- die Ösophagusmanschette wird in der Regel bis zu einem Druck von 35–45 mm Hg aufgeblasen
- Schlauch der Ösophagusmanschette abklemmen
- Klemmen an den Verbindungsschläuchen zu den Manschetten mit Heftpflaster vor versehentlichem Öffnen sichern
- Auffanggefäß für Blut bereitstellen
- Sonde öffnen und Mageninhalt abfließen lassen
- ggf. Magen spülen
- Sonde an Schlauch des Auffangbeutels anschließen
- Auffangbeutel mit Schlauch fixieren
- ggf. Flüssigkeit aus dem Rachenraum des Patienten absaugen
- Patienten in Ausgangsposition bringen
- Material wegräumen
- Hände waschen

Besonderheiten

- die Linton-Nachlaß-Sonde wird vielfach zur Tamponade bei Fundus-Varizen bevorzugt
- ihr großer birnenförmiger Ballon tamponiert auch Fundusvarizen und unterbricht die Zuflüsse zu den Ösophagusvarizen
- sie behält sicher ihre Position
- die korrekte Lage der Ballonsonde sollte durch eine Abdomenübersichtsaufnahme kontrolliert werden
- Blutungen aus Ösophagusvarizen treten in der Regel spontan auf
- Blutungen können durch Druckulzera bei einer liegenden Magensonde ebenfalls entstehen
- in zunehmendem Maße wird eine Blutung durch Veröden der Varizen mit Hilfe eines Endoskops gestillt

Fehler und Gefahren
- starke Blutung beim Einführen der Sonde
- Aspiration beim Einführen der Sonde

2.2. Handhabung der Ösophaguskompressionssonde

Zweck
- Kontrolle und Aufrechterhaltung des Kompressionsdruckes
- Entleeren des Magens
- Entfernen der Sonde

Organisation
- die Einstellung des Kompressionsdruckes erfolgt nach ärztlicher Anordnung
- Druck im Ösophagusballon in der ersten Stunde alle 15 Minuten kontrollieren
- später erfolgt in der Regel eine stündliche Kontrolle des Druckes im Ösophagusballon
- in den ersten Stunden Mageninhalt häufig entfernen
- koaguliertes Blut läßt sich aus dem Magen in der Regel kaum entfernen

Hygiene
- Hände waschen
- Handschuhe anziehen

Desinfektion
- bei Entfernung der Sonde diese sofort in desinfizierende Lösung abwerfen
- wiederverwendbares Material nach Gebrauch desinfizieren

Sterilität
- wiederverwendbare Sonden sterilisieren und in steriler Verpackung aufbewahren
- zur Magenspülung sterilen Trichter und sterile Spüllösung verwenden

Material

steril:
- Handschuhe
- Verbindungsstücke
- Spritzen à 50 ml
- Absaugschlauch
- ggf. Trichter für Magenspülung
- ggf. Spüllösung für Magenspülung

Ösophaguskompressionssonde

unsteril:
- ggf. Ampullen mit Medikamenten
- 3 überzogene Klemmen
- Blutdruckmeßgerät ohne Manschette
- Auffanggefäß für Mageninhalt
- Auffangbeutel
- Zellstoff
- Heftpflaster
- Stöpsel
- Schere

Durchführung
- Hände waschen
- Material bereitlegen
- Handschuhe anziehen
- Sekretansammlung im Pharynx absaugen

- Kontrolle und Regulieren des Druckes im Ösophagusballon wird wie folgt durchgeführt:

- Blutdruckmeßgerät mit Verbindungsstück an die Zuleitung zum Ösophagusballon anschließen
- Ventil des Meßgerätes dicht verschließen
- Klemme öffnen
- den angezeigten Druck ablesen und registrieren
- bei Abweichung von dem durch den Arzt angegebenen Druck im Ösophagusballon Druck wieder einstellen
- ggf. Manschette des Ösophagusballons stärker aufblasen
- ggf. Ventil des Meßgerätes langsam öffnen und den Druck im Ösophagusballon verringern
- Ventil des Druckmeßgerätes wieder fest verschließen
- Zuleitungsschlauch mit überzogener Klemme fest abklemmen
- Verbindung zum Meßgerät lösen und ggf. Zuleitungsschlauch zusätzlich abstöpseln
- den neu eingestellten Druck unter genauer Zeitangabe registrieren
- ggf. Magenspülung vorsichtig durchführen, bis keine Blutbestandteile mehr in der zurückfließenden Spülflüssigkeit enthalten sind
- ggf. angeordnete Medikamente durch die

Sonde in den Magen einführen und Sonde vorübergehend abklemmen
- später Auffangbeutel wieder an die Sonde anschließen und Klemme öffnen
- wenn kein Verdacht auf weitere Blutung besteht Arzt benachrichtigen
- Sonde kann nur nach ärztlicher Anordnung entfernt werden

- die Entfernung der Ösophaguskompressionssonde wird wie folgt durchgeführt:

- Hände waschen
- Material bereitlegen
- Handschuhe anziehen
- Sekretansammlung im Pharynx absaugen
- Handschuhe wechseln
- den Ableitungsschlauch des Ösophagusballons öffnen und Druck ablassen
- Fixierung der Sonde lösen
- Sonde etwas in den Magen vorschieben und wieder fixieren
- mindestens über eine halbe Stunde wiederholt Mageninhalt auf Blutspuren kontrollieren
- tritt keine Blutung mehr auf, Beutel abnehmen und Magensaft mit Spritze absaugen
- abschließend den abgesaugten Mageninhalt durch den Arzt kontrollieren lassen

- ggf. wird die Kompressionssonde gezogen:

- Sonde abklemmen
- Klemme an der Zuleitung zum Magenballon öffnen und den Druck ablassen
- Rachenraum noch einmal absaugen
- Handschuhe wechseln
- Fixierung der Sonde lösen
- Sonde vorsichtig aber zügig in der Ausatemphase entfernen
- Rachenraum noch einmal absaugen
- Klemme von der Sonde entfernen
- Zuleitungsschläuche zum Ösophagusballon und zum Magenballon verschließen
- beim Spülen und Desinfizieren in jedem Fall darauf achten, daß keine Flüssigkeit in die Ballons gelangt
- Sonde und Klemmen in Desinfektionslösung ablegen
- Handschuhe abwerfen

– Material wegräumen
– Hände waschen

Besonderheiten
– die Ösophaguskompressionssonde wird in der Regel für 3 Tage belassen
– längere Kompressionszeiten können stärkere Ulzeration im Ösophagus verursachen
– die durch Ösophaguskompressionssonden stillbaren Blutungen stehen in der Regel nach 24 Std.
– der Füllungszustand des Magenballons soll auch von Zeit zu Zeit kontrolliert werden
– bei defektem Magenballon kann die Ösophaguskompressionssonde verrutschen
– die Ösophaguskompressionssonde verrutscht in der Regel nach außen
– Zug an der Ösophaguskompressionssonde vermeiden
– bei Verrutschen der Ösophaguskompressionssonde ist die korrekte Blutstillung nicht mehr gewährleistet
– bei Verrutschen der Ösophaguskompressionssonde kann der Ösophagusballon bei spontan atmenden Patienten den Eingang der Trachea verschließen
– bei dieser Komplikation besteht Erstickungsgefahr

– nach starken Blutungen kann mit Hilfe von hohen Einläufen der Enddarm entleert und hierdurch der Stuhlgang reguliert werden
– Patienten mit Ösophagusvarizen haben in der Regel eine Leberzirrhose
– sie befinden sich in der Regel in einem schlechten Allgemeinzustand
– bei Patienten mit Leberzirrhose erfolgt die Darmreinigung durch Relaxantien und hohe Einläufe auch bei geringen Blutungen sowie die Entkeimung durch lokalwirksame Antibiotika

Fehler und Gefahren
– Verlegung des Kehlkopfes bei Verrutschen der Ösophaguskompressionssonde
– starke Blutungen bei Verrutschen der Ösophaguskompressionssonde
– Blutungen bei defektem Ösophagusballon bzw. bei Nachlassen des Druckes im Ösophagusballon
– Füllung des Magens bei koaguliertem Blut, wenn die Entleerung des Magens nicht häufig genug erfolgt
– Druckulzera
– erneute Blutungen nach Entfernen der Ösophaguskompressionssonde
– Gefahr der Aspiration bei liegender Sonde

Drainage

3. Wunddrainage

3.1. Einfache Wunddrainage

Zweck

- Sicherstellen eines freien Abflusses von Wundsekret
- Vorbeugen einer Abszeßbildung
- Vorbeugen eines frühzeitigen Wundverschlusses
- Unterstützen der Wundheilung durch Granulation aus der Tiefe
- Austrocknen von Abszeßhöhlen
- Spülen einer Wund- bzw. Abszeßhöhle
- lokale Anwendung von therapeutischen Mitteln in einer Wundhöhle

Organisation

- die Handhabung jeder einzelnen Wunddrainage vom Operateur erfragen
- die Dauer einer Drainage hängt im wesentlichen von den Wundheilungsprozessen ab
- bei Granulation aus der Tiefe werden die Drainageschläuche von Zeit zu Zeit gekürzt
- sterile Verbände werden in der Regel in den ersten 3 Tagen nach dem Eingriff nicht gewechselt
- durchnäßte Verbände müssen sofort sachgerecht gewechselt werden
- Verlegung der Drainageschläuche bringt die Gefahr einer Verbreitung infizierter Wundsekrete in umliegende Gewebeschichten mit sich
- versehentliches Entfernen des Drainageschlauches kann zur Abszeßbildung führen
- die Haut in der Umgebung einer Drainage ggf. mit Schutzsalbe abdecken
- das Spülen einer Wund- bzw. Abszeßhöhle durch den Drainageschlauch darf nur unter leichtem Druck erfolgen
- nach Entfernen einer Drainage werden in der Regel die Nähte an der Wunde noch für einige Zeit belassen
- bei Lagerung von Patienten auf Drainageschläuche achten

Hygiene

- Hände waschen
- Handschuhe anziehen
- entfernte Verbände oder Drainageschläuche sofort isoliert abwerfen
- Verschmutzung durch Drainageflüssigkeit sofort beheben

Desinfektion

- nach jedem Verbandswechsel Haut um die Wunde einschließlich Nahtstellen desinfizieren
- bei jeder Trennung des Drainageschlauches vom Verbindungsschlauch eines Auffangbeutel die Verbindungsstelle rundum zweimal desinfizieren

Sterilität

- Verband nur mit sterilen Instrumenten wechseln
- bei Kürzen oder Entfernen des Drainageschlauches dem Arzt nur sterile Instrumente reichen
- bei Wiedereinführen eines Drainageschlauches muß steriles Material verwendet werden
- das Entfernen der Haltenähte erfolgt mit sterilen Instrumenten
- Wundhöhle nur mit steriler Flüssigkeit spülen

Material

steril:
- Kornzange
- Pinzette (chirurg.)
- Pinzette (anatom.)

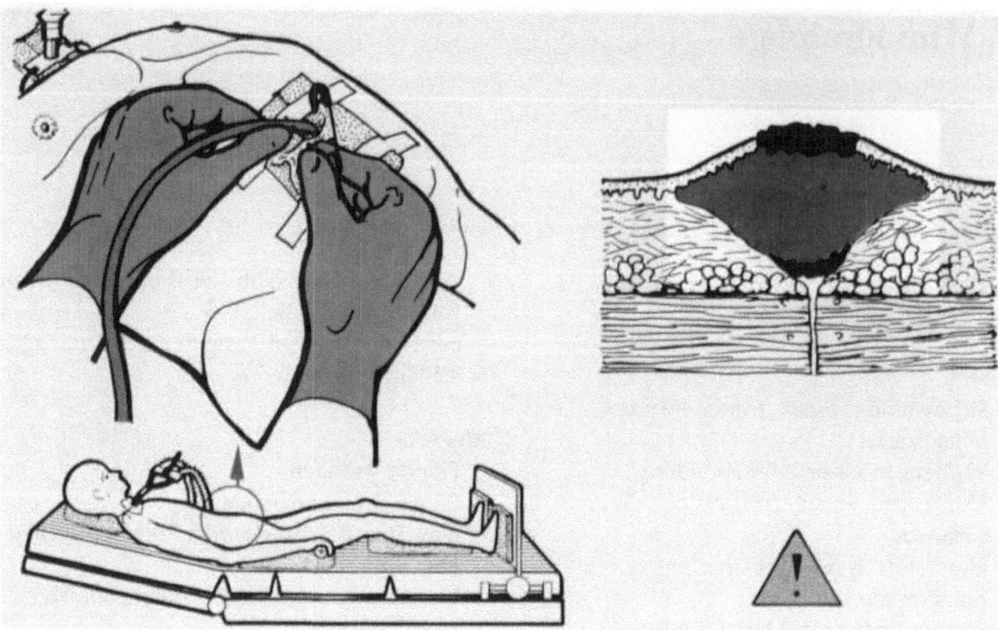

Abb. 18. Wirkungsweise der Drainage

Merke: Zu frühzeitiges Entfernen oder Abknicken und Abklemmen von Drainageschläuchen kann durch Abflußbehinderung zu schweren Komplikationen führen. Das
Kürzen oder Entfernen von Drainagen muß entsprechend ärztlicher Anordnung erfolgen.

- Knopfsonde
- Spritze à 20 ml
- Gazestreifen
- Gummilaschen
- kurze perforierte Drainagestücke
- ggf. spezielle Drainagen
- feine Schere
- ggf. Sicherheitsnadel
- Abdecktücher
- Tuchklammern
- Nahtmaterial
- Gummihandschuhe
- Watteträger
- Spatel
- Tupfer
- Kompressen

unsteril:
- ggf. Ampullen mit Instillationsmedikamenten

- Flasche mit Alkohol oder Äther
- Flasche mit Benzin
- Flasche mit Desinfektionsmittel
- Schutzsalbe
- Wundspray
- ggf. Wundpuder
- Zellstoff
- Heftpflaster
- Schere
- Abwurfschale
- Abwurfbehälter

Durchführung
- Hände waschen
- Handschuhe anziehen
- Material nach Möglichkeit auf fahrbarem
  Tisch bereitlegen
- Drainageschlauch abklemmen
- Drainageschlauch ggf. zusammen mit dem
  Verbindungsschlauch zum Auffangbeutel

so fixieren, daß er während des Verbands-
wechsels nicht herausrutscht

– der Verbandswechsel wird wie folgt durchgeführt:

– Fixierung des Drainageschlauches ggf. vorsichtig mit Pinzette vom Verband lösen
– Drainageschläuche sind entweder angenäht
oder mit Hilfe einer Sicherheitsnadel am
Verband fixiert
– Fixierung des Verbandes mit Pinzette lösen
– Verband vorsichtig entfernen und in Ab-
werfschale legen
– Wunde und die umliegende Haut mit sterilen Kompressen oder Tupfern trocknen
– Reste von altem Heftpflaster mit Benzin
entfernen
– Haut um die Wunde zweimal desinfizieren
– ggf. Schutzsalbe auftragen
– sterilen Verband anlegen und fixieren
– ggf. Fixierung des Drainageschlauches an
den Verband vornehmen
– Klemme von Drainageschlauch entfernen
– Material wegräumen

– die Spülung der Wund- bzw. Abszeßhöhle
wird wie folgt durchgeführt:

– ggf. Umgebung durch Zellstoffunterlage
vor Verschmutzung schützen
– Verbindungsschlauch zum Sekretbehälter
abklemmen
– Verbindungsstelle mit dem Drainage-
schlauch zweimal rundum desinfizieren
– sterile Kompresse um die Verbindungsstel-
le legen
– Drainageschlauch so abklemmen, daß die
sterile Kompresse nach der Trennung am
Drainageschlauch verbleibt
– Verbindungsschlauch mit Klemme nach
Isolierung ablegen
– Fixierung des Drainageschlauches vom
Verband lösen
– Verband entfernen
– die Austrittsstelle der Drainage mit sterilen
Kompressen mehrfach umlegen
– Spülflüssigkeit in die Spritze aufziehen
– Abwurfschale unter das Ende des Draina-
geschlauches halten
– dem Arzt die Spritze geben

– Drainageschlauch mit Pinzette festhalten
– die Spritze wird auf den Drainageschlauch
aufgesetzt
– die Spritze darf den Drainageschlauch nicht
verschließen
– Klemme vom Drainageschlauch wird
entfernt
– die Wundhöhle wird vorsichtig gespült
– am Ende der Spülung neue Kompresse für
das Umschließen des Drainageschlauches
dem Arzt geben
– Drainageschlauch wird abgeklemmt
– Abwurfschale mit Spülflüssigkeit absetzen
– Verbindungsschlauch des Auffangbeutels
wieder an den Drainageschlauch anschließen
– nasse Kompresse mit Pinzette entfernen
– Haut abtrocknen
– alte Heftpflasterstellen mit Benzin entfernen
– Haut zweimal desinfizieren
– sterilen Verband anlegen und fixieren
– Drainageschlauch fixieren
– Material wegräumen

– die Kürzung des Drainageschlauches wird
wie folgt durchgeführt:

– Fixierung des Drainageschlauches mit Pin-
zette vom Verband lösen
– Kürzung eines angenähten Drainage-
schlauches erfolgt im Rahmen eines Ver-
bandswechsels
– Drainageschlauch vorsichtig entsprechend
den Angaben des Arztes aus der Wunde
ziehen und kürzen
– Drainageschlauch unmittelbar in Höhe des
Verbandes mit einem Stückchen sterilen
Faden umschlingen
– Faden an den Drainageschlauch festbinden
– eine zweite winzige Schlinge bilden
– Faden an der kleinen Schlinge abschneiden
– Sicherheitsnadel durch die Schlinge ziehen
und schließen
– Sicherheitsnadel und damit den Drainageschlauch in der neuen Position fixieren
– alte Nahtschlinge vorsichtig durchschnei-
den und zusammen mit der alten Sicher-
heitsnadel entfernen
– Material wegräumen

- die Entfernung eines Drainageschlauches wird wie folgt durchgeführt:

- ggf. Umgebung durch Zellstoffunterlage vor Verschmutzung schützen
- Verbindungsschlauch zum Sekretbehälter abklemmen
- Verbindungsstelle mit dem Drainageschlauch zweimal rundum desinfizieren
- sterile Kompresse um die Verbindungsstelle legen
- Drainageschlauch so abklemmen, daß die sterile Kompresse nach der Trennung am Drainageschlauch verbleibt
- Verbindungsschlauch mit Klemme nach Isolierung ablegen
- Fixierung des Drainageschlauches vom Verband lösen
- Verband entfernen
- eine sterile Kompresse mit der Pinzette bereithalten
- mit einer Pinzette Drainageschlauch langsam entfernen
- die sterile Kompresse an die Wundöffnung drücken und abwarten, bis die restliche Flüssigkeitsmenge aufgesaugt ist
- Drainageschlauch abwerfen
- Klemme ablegen
- die Umgebung der Wunde sorgfältig trocknen
- Heftpflasterreste mit Benzin entfernen
- die Haut um die Wunde zweimal mit Desinfektionslösung abwaschen
- neuen Verband anlegen
- Material wegräumen

- die Entfernung der Nähte wird wie folgt durchgeführt:

- Verband entfernen
- Material zur Desinfektion der Haut und der Nähte dem Arzt reichen
- nach Desinfektion der Haut feine Schere und Pinzette dem Arzt geben
- der Faden wird nicht einfach über der Haut durchgeschnitten
- der Faden wird leicht angezogen und die Strecke durchgeschnitten, die bisher in der Haut lag
- danach wird der Faden aus der Haut gezogen

- durch dieses Vorgehen wird sichergestellt, daß der Teil der Schlinge, der beim Herausziehen durch das Gewebe gezogen wird, steril ist
- nach Entfernen aller Nähte Mittel zum Desinfizieren der Haut dem Arzt geben
- Wunde steril verbinden
- Material wegräumen

Besonderheiten
- zur Drainage werden neben Schläuchen auch Gummilaschen und Gazestreifen verwendet
- Gummilaschen und Gazestreifen werden des öfteren gewechselt
- Wechseln von Drainageschläuchen erfolgt nur durch den Arzt
- therapeutische Mittel werden in der Wundhöhle lokal angewendet
- es können in der infizierten Wundhöhle stärkere Blutungen auftreten
- spezielle Drainagen werden auch zur Vorbeugung der Entstehung von Hämatomen bei Sickerblutungen verwendet
- jeden Drainageschlauch sorgfältig beschriften

Fehler und Gefahren
- Sekretverhaltungen mit Infektionsgefahr durch Abflußbehinderung
- zu früher Wundverschluß bei versehentlicher Entfernung der Drainage
- Hautreizung durch mangelnden Hautschutz
- Infektion
- Schmerzen durch Druck des Drains infolge zu straffer Verbandsfixierung
- Verletzung durch geöffnete Sicherheitsnadeln

3.2. Wunddrainage mit Sog

Zweck
- Einwirken auf die Fließrichtung von Wundsekret und Blut durch Sog im gesamten Wundgebiet
- Vorbeugen einer Abszeßbildung durch Absacken von Wundsekret und Blut unter

Einwirkung der Schwerkraft in tiefer liegende Wundgebiete
- Vorbeugen einer Einwanderung von Bakterien durch den Drainageschlauch mit Hilfe eines sterilen geschlossenen Drainagesystems
- kurzfristiger Ersatz eines Sogsystems mit einstellbarer Sogstärke für den Transport von Patienten

Organisation
- bei Verlegung eines Patienten auf die Intensivbehandlungsstation auch Redondrainage kontrollieren
- voraussichtliche Anwendungsdauer der Redondrainage bei Operateur erfragen
- die Stärke des Vakuums im Vakuumbehälter vermindert sich mit der Zeit auch ohne Sekretabfluß
- die Schraubklemme am Verbindungsschlauch des Vakuumbehälters dient zur groben Regulierung der Sogstärke
- Schraubklemme in der Regel ganz öffnen
- Stellung der Gummilaschen am Verschluß des Vakuumbehälters regelmäßig kontrollieren
- bei parallel aufgerichteten Gummilaschen Vakuumbehälter austauschen
- bei Lagerung des Patienten auf das Saugsystem achten

Hygiene
- vor jeder Maßnahme an der Redondrainage Hände waschen und Handschuhe anziehen
- bei Wechsel des Vakuumbehälters das Bett vor Verschmutzung schützen

Desinfektion
- bei Verbandswechsel Hautdesinfektion korrekt durchführen
- bei Öffnen des Drainagesystems Konnektionsstellen rundum zweimal desinfizieren

Sterilität
- bei Wechsel des Vakuumbehälters nur sterile Flaschen verwenden
- bei Wechsel des Vakuumbehälters auch den Verbindungsschlauch mit Verbindungsstück gegen sterile austauschen

- bei Erzeugung von Vakuum im Vakuumbehälter nur sterilen Verbindungsschlauch und steriles Verbindungsstück verwenden

Material

steril:
- Redondrainage, bestehend aus:

Redonflasche graduiert
Behälterverschluß mit Durchflußrohr und 2 Gummilaschen
Verbindungsschlauch mit Konnektor
Schraubklemme
Ansatzstück für den Verbindungsschlauch mit dem Absauggerät

- für Drainageentfernung und Verbandswechsel werden zusätzlich benötigt:

- Kornzange
- Pinzette (chirurg.)
- feine Schere
- Schere
- Spatel
- Abdecktücher
- Gummihandschuhe
- Watteträger
- Tupfer
- Kompressen

unsteril:
- ggf. Ampullen mit Instillationsmedikamenten
- Flasche mit Alkohol oder Äther
- Flasche mit Benzin
- Flasche mit Desinfektionsmittel
- Wundspray
- Schutzsalbe
- ggf. Wundpuder
- Zellstoff
- Heftpflaster
- Schere
- Abwurfschale
- Abwurfbehälter

Durchführung
- der Wechsel des Vakuumbehälters wird wie folgt vorbereitet:

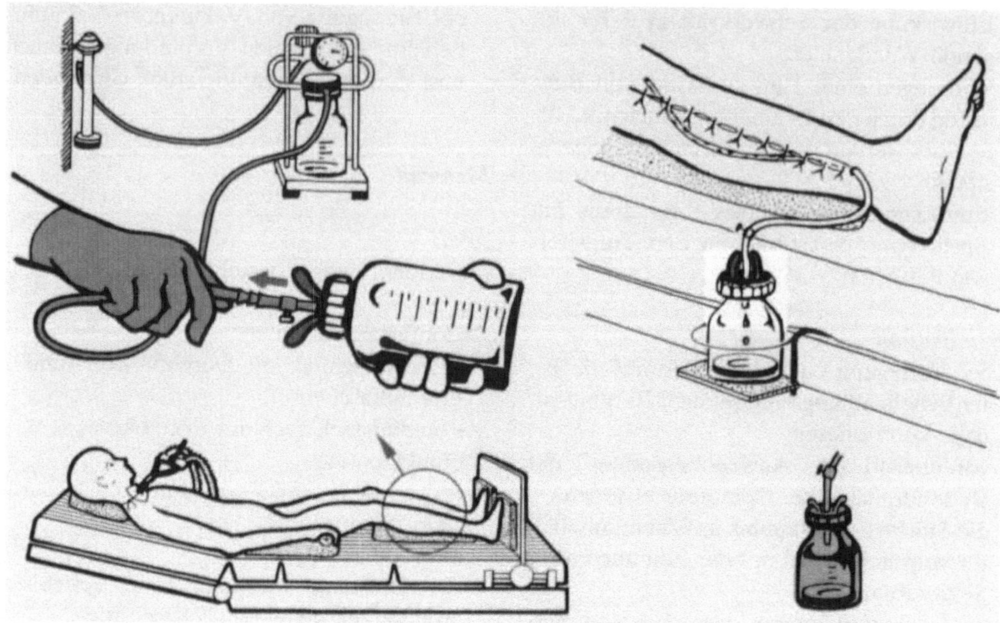

Abb. 19. Handhabung der Redondrainage

Merke: Die 2 Gummilaschen am Verschluß des Vakuumbehälters dienen zur Kontrolle der Sogleistung. Bei Abnehmen des Vakuums nähern sich die Kontrollaschen zueinander. Der Vakuumbehälter soll bereits dann gewechselt werden, wenn die Kontrollaschen eine parallel gerichtete Stellung einnehmen. Vor dem Entfernen des gebrauchten Behälters wird der Drainageschlauch abgeklemmt.

- Hände waschen
- Material bereitlegen
- Handschuhe anziehen
- Abdecktuch auf dem Tisch ausbreiten
- sterilen Behälter und Zubehör aus der Verpackung nehmen
- Durchflußrohr in den Flaschenverschluß einstecken
- Flaschenverschluß auf dem Vakuumbehälter fest aufsetzen
- Schraubklemme am Verbindungsschlauch befestigen
- Verbindungsschlauch auf das Durchflußrohr des Behälterverschlusses aufsetzen
- Vakuumbehälter auf das sterile Tuch stellen
- steriles Verbindungsstück auf den Verbindungsschlauch aufsetzen und mit dem Schlauch des Absauggerätes verbinden

- Absauggerät einschalten und die 2 Gummilaschen am Verschluß des Vakuumbehälters beobachten
- wenn die Gummilaschen am Verschluß der Vakuumflasche deutlich in entgegengesetzte Richtung nach außen zeigen, Schraubverschluß am Verbindungsschlauch des Vakuumbehälters fest schließen
- Absauggerät abstellen
- Verbindungschlauch des Vakuumbehälters vom Verbindungsstück trennen
- Vakuumbehälter mit Verbindungsschlauch auf steriles Tuch stellen

- Wechsel des Vakuumbehälters wird wie folgt durchgeführt:

- Verbindungsschlauch des Vakuumbehälters abklemmen

- Verbindungsstelle mit dem Drainageschlauch zweimal rundum desinfizieren
- sterile Kompresse um die Verbindungsstelle legen
- Drainageschlauch so abklemmen, daß die sterile Kompresse nach der Trennung am Drainageschlauch verbleibt
- Fixierung des Verbindungsschlauches am Bett entfernen
- das alte Vakuumgefäß mit Verbindungsschlauch und Verbindungsstück abstellen
- das neue Vakuumgefäß auf die Hängevorrichtung am Bett stellen
- ein steriles Ansatzstück in den Verbindungsschlauch stecken und Vakuumgefäß anschließen
- Drainageschlauch am Bett fixieren
- Schraubklemme am Verbindungsschlauch öffnen
- Klemme und Kompresse vom Drainageschlauch entfernen
- Sekretmenge im alten Behälter messen und registrieren
- ggf. einen Teil für Laborprobe steril entnehmen
- Material wegräumen

Besonderheiten
- der Drainageschlauch wird bei der Redondrainage nicht besonders gehandhabt
- Redonflaschen sind einfach in der Sogherstellung und Handhabung
- lassen sich leicht plazieren und fixieren
- eignen sich für alle Drainagearten, die keine genaue Sogeinstellung erfordern
- statt Redonflaschen können Einmal-Vakuumkapseln verwendet werden

- die Vakuumkapsel ist eine Plastik-Faltenkapsel mit Ventil
- ihr Verbindungsschlauch ist mit Klemme und Konnektor versehen
- die Kapsel wird wie folgt vorbereitet:

- Verbindungsschlauch mit Klemme und Konnektor an der Kapsel anschließen
- die Klemme am Verbindungsschlauch schließen
- Ventil der Kapsel öffnen
- Kapsel mit beiden Händen zusammendrücken
- Ventil an der Kapsel schließen
- Kapsel mit sterilem Verbindungsschlauch an den Drainageschlauch sachgerecht anschließen
- Klemme am Verbindungsschlauch öffnen
- nach Entfalten der Kapsel ist die Vakuumwirkung aufgehoben
- die Kapsel muß gegen eine neue ausgetauscht werden

- die Anwendungsdauer von Sogdrainagen ist unterschiedlich
- Vakuumdrainagen werden in der Regel bei einem Sogabfluß von weniger als 10–15 ml pro Tag entfernt

Fehler und Gefahren
- ungenügende Sogwirkung durch Undichtigkeit im System
- Abflußbehinderung durch Verlegung des Drainage- oder Verbindungsschlauches
- bakterielle Infektionen

4. Drainage ableitender Verbindungswege der parenchymatösen Organe

4.1. Drainage des Gallenganges

Zweck
- Ableiten des Gallensekretes bei Abflußbehinderung an der Einmündung des Gallenganges in den Zwölffingerdarm
- Vorbeugen einer galligen Bauchfellentzündung nach Operation am Gallengang
- Vorbeugen von Verklebungen im Gallengang
- Ableiten des Wundsekretes

Organisation
- nach durchgeführter Gallenwegrevision wird das Gallensekret über eine im Gallengang eingelegte T-Drainage nach außen abgeleitet
- eine zusätzliche Drainage dient dem Ableiten von Wundsekreten
- beide Drainagen an sterile Auffangbeutel anschließen
- bei Lagerung von Patienten auf ungehinderten Sekretabfluß achten
- Zug an Drainagen vermeiden
- entfernte Sekretmengen täglich getrennt messen, ggf. Sekrete untersuchen lassen
- das entfernte Gallensekret auf Anordnung durch die Magensonde wieder zuführen
- bei Abschwellen der Schleimhaut im Gallengang nimmt die Abflußbehinderung allmählich ab
- die durch den Drainageschlauch austretende Sekretmenge verringert sich
- die T-Drainage auf Anordnung zeitweise abklemmen
- bei gesichertem Gallenabfluß wird der T-Drain entfernt
- vor Entfernen des Drains erfolgt eine röntgenologische Kontrolle des ungehinderten Abflusses des Gallensekretes

- zur Röntgenkontrolle wird Kontrastmittel durch die T-Drainage eingeführt
- die Wunddrainage, ggf. subhepatische Drainage, wird immer länger belassen als die Gallengangdrainage

Hygiene
- vor allen Verrichtungen an den Drainagen Hände waschen und Handschuhe anziehen
- feuchte Verbände sofort wechseln
- jede Verschmutzung, insbesondere mit Gallensekret, sofort beheben
- alle mit Sekret verschmutzten Gegenstände sofort in Desinfektionslösung legen

Desinfektion
- bei jedem Verbandswechsel Haut zweimal desinfizieren
- beim Wechsel der Auffangbeutel Verbindungsstelle zweimal desinfizieren

Sterilität
- nur sterile Auffangbeutel verwenden
- bei Wechsel eines Auffangbeutels das freie Ende der Drainage immer mit steriler Kompresse schützen

Material

steril:
- Handschuhe
- 2 Auffangbeutel mit Verbindungsschläuchen
- ggf. Spritzen
- Kompressen
- Tupfer
- Kornzange oder Klemme
- Pinzette
- Schere
- ggf. Nahtmaterial oder Klammern
- ggf. Laborröhrchen

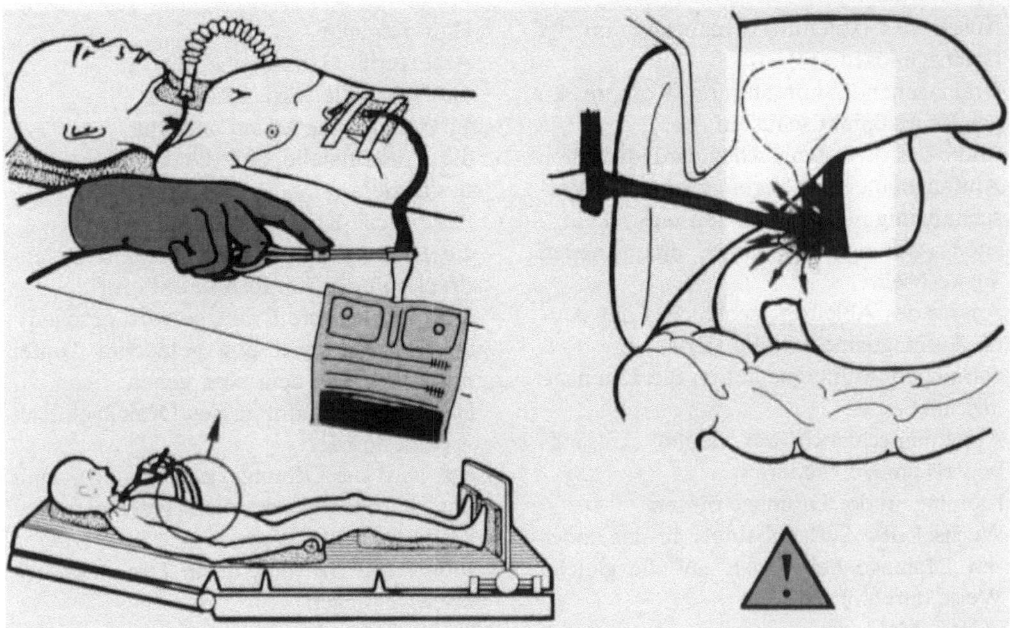

Abb. 20. Drainage des ableitenden Gallenweges

> **Merke:** Nach einer ausgedehnten operativen Revision der ableitenden Gallenwege mit
> Entfernung der Gallenblase wird als vorbeugende Maßnahme eine sog. T-Drainage in
> den ductus choledochus gelegt. Der Drainageschlauch darf nur entsprechend ärztlicher
> Anordnung abgeklemmt werden, sonst besteht die Gefahr einer galligen Bauchfellent-
> zündung.

unsteril:
- ggf. Ampullen mit Kontrastmittel
- ggf. Ampullen mit physiologischer Koch-
  salzlösung
- Flasche mit Desinfektionsmittel
- 2 überzogene Klemmen
- graduiertes Meßgefäß
- Heftpflaster
- Zellstoff
- Flasche mit Alkohol oder Äther
- Wundspray
- Verbandsschere
- Abwurfbehälter
- ggf. Laborscheine

Durchführung
- bis zum 4. oder 5. postoperativen Tag T-
  Drainage und subhepatischen Drain nur

zum Wechsel des Auffangbeutels abklemmen, sonst immer offen lassen
- dann nach ärztlicher Anordnung T-Drain
  intermittierend abklemmen
- Auffangbeutel nach Notwendigkeit, aber
  mindestens einmal in 24 Std wechseln
- der Wechsel eines Auffangbeutels wird wie
  folgt durchgeführt:

- Hände waschen
- Material bereitlegen
- Drainage mit überzogenen Klemmen abklemmen
- Verbindungsschlauch des Auffangbeutels
  mit überzogenen Klemmen abklemmen
- sterile Handschuhe anziehen
- die Verbindungsstelle zwischen Drainage
  und Ableitungsschlauch des Auffangbeutels desinfizieren

- Ansatz des Ableitungsschlauches von der Drainage lösen
- Drainagenende mit sterilen Kompressen vor Keimkontakt schützen
- Ende des Ableitungsschlauches des alten Auffangbeutels zur Verhinderung von Verschmutzung mit Kompressen umwickeln
- alten Auffangbeutel gegen einen neuen auswechseln
- Ansatz des Ableitungsschlauches des neuen Auffangbeutels desinfizieren
- den neuen Auffangbeutel an die Drainage anschließen
- Ableitungsschlauch des neuen Auffangbeutels am Bett fixieren
- Klemme an der Drainage öffnen
- Wechsel des Auffangbeutels an der anderen Drainage bei Bedarf auf die gleiche Weise durchführen
- jedes Mal neue sterile Handschuhe anziehen
- entfernte Sekretbehälter ggf. in Meßgefäß entleeren
- Sekretmenge für jede Drainage getrennt messen und registrieren
- falls erforderlich, Sekretprobe mit Begleitschein ins Labor geben
- benutztes Einmalmaterial abwerfen
- Hände waschen
- sobald Gallensekret wieder auf normalem Wege ins Duodenum fließt, Drain 3–4 Tage auf ärztliche Anordnung ganz abgeklemmt lassen
- bei ungehindertem Gallenabfluß wird auf ärztliche Anordnung eine Röntgenkontrolle der T-Drainage durchgeführt
- nach einwandfrei nachgewiesenem ungehinderten Gallenabfluß wird die T-Drainage entfernt

- die Entfernung der T-Drainage wird wie folgt durchgeführt:

- Arzt benachrichtigen
- Bettwäsche mit Zellstoff vor Verschmutzung schützen
- Verband vorsichtig lösen und abwerfen
- Drainageschlauch abklemmen
- Verbindungsschlauch des Auffangbeutels abklemmen

- Haut reinigen
- Arzt sterile Handschuhe reichen
- die Nahtstelle wird desinfiziert
- ggf. werden die Fäden entfernt
- die Austrittstelle um die Drainage wird desinfiziert
- Arzt sterile Kompresse geben
- die Drainage wird unter leichtem Gegendruck mit der Kompresse entfernt
- die abgeklemmte Drainage wird gezogen
- in Desinfektionslösung getauchte Tupfer mit Kornzange dem Arzt geben
- Haut um die Öffnung des Drainagekanals wird desinfiziert
- ggf. wird die Öffnung des Drainagekanals mit Heftpflaster oder Naht geschlossen
- Wundverband anlegen
- gebrauchte Instrumente in Desinfektionslösung einlegen
- Handschuhe abwerfen
- Hände waschen
- der subhepatische Drain wird je nach Sekretionsabfluß beim Verbandswechsel nach ärztlicher Anordnung schrittweise gekürzt
- nach vollständigem Versiegen der Sekretion wird der subhepatische Drain ebenfalls gezogen
- weitere Wundkontrolle und Verbandwechsel erfolgen nach ärztlicher Anordnung

Besonderheiten
- die tägliche Gallenproduktion beträgt 200–500 ml
- die wegen eines längeren Verschlusses postoperativ abfließende farblose Galle erhält nach wenigen Tagen die normale Färbung
- nach operativer Beseitigung eines länger bestandenen Verschlußikterusses kommt es gelegentlich zu einer vorübergehenden überschießenden Gallensekretion
- ein übermäßiger Sekretabfluß kann auch bestehen, wenn mit der Galle Duodenalinhalt über die Drainage abfließt
- erfolgt nach den ersten operativen Tagen weiterhin die Entleerung großer Sekretmengen und wird der Stuhl acholisch, so muß eine Abflußbehinderung angenom-

men und die Ursache durch den Arzt geklärt werden
- das Abfließen der Galle in das Duodenum kann, vorausgesetzt, daß keine Abflußbehinderung vorhanden ist, durch Anheben des Ableitungsschlauches, d. h. durch eine höhere Wassersäule im Schlauchsystem, gefördert werden

Fehler und Gefahren
- Sekretstau durch zu frühes Abklemmen oder zu frühe Entfernung der Drainage
- Ansammlung von Galle im Operationsgebiet bei ungenügender Funktion der subhepatischen Drainage
- vorzeitiges Herausziehen der Drainage bei ungenügender Fixierung, abrupten Bewegungen des Patienten und unvorsichtiger Handhabung
- Darmparalyse, Bradykardie, Exsikkose, Blutdruckabfall, Singultus, Erbrechen, leichter Ikterus, Schocksymptomatik durch Einfluß steriler Galle in das Abdomen
- eitrige Bauchfellentzündung bei Einfluß infizierter Galle in den Bauchraum
- Fistelbildung und Störung der Wundheilung durch behinderten Sekretabfluß, Verletzung des Ductus hepaticus oder Nahtinsuffizienz
- Flüssigkeits- und Elektrolytverluste, Exsikkose, Hypochlorämie und Hypokaliämie bei Fistelbildung
- Wund- und Gallenwegsinfektion

4.2. Drainage des Nierenbeckens

Zweck
- Vorbeugen einer Harnabflußbehinderung
- Behandeln einer Harnabflußbehinderung
- Vorbeugen einer ansteigenden Infektion durch Harnstau
- Herausspülen von Steinresten aus dem Nierenbecken
- Ableiten von eitrigem Sekret aus dem Nierenbecken
- Entlasten des Harnleiters nach Harnleiteroperation

- Vorbeugen von Stenosen des Harnleiters nach Harnleiteroperation

Organisation
- für die Drainage des Nierenbeckens werden endständige Katheter oder Durchzugskatheter verwendet
- die Durchgängigkeit bzw. Funktionsfähigkeit der Nierenbeckendrainage muß jederzeit sichergestellt sein
- Abflußbehinderungen führen zu schwerwiegenden Komplikationen und zu starken Schmerzen
- Nierenbeckendrainage an sterile Auffangbeutel anschließen
- Durchzugkatheter werden an beiden Katheterenden an sterile Auffangbeutel angeschlossen
- beide Drainagearten dienen auch der Spülung des Nierenbeckens
- die Entlastung des Harnleiters erfolgt durch den sog. Harnleitersplint
- für die Schienung des oberen Teils des Ureters wird der Harnleitersplint durch die Haut ausgeleitet oder versenkt
- Wechseln der Drainageschläuche des Nierenbeckens ist von Zeit zu Zeit erforderlich
- eine Röntgenkontrastmitteldarstellung des Nierenbeckens wird ggf. mit Hilfe des liegenden Nierenbeckenkatheters vorgenommen
- ggf. erfolgt eine endoskopische Untersuchung des Nierenbeckens oder die Zertrümmerung von Steinen im Nierenbecken (Litholapaxie) durch den Kanal der Drainage
- das Entfernen eines versenkten Splints erfordert die Einführung eines Zystoskops

Hygiene
- Hände waschen
- Handschuhe anziehen

Desinfektion
- wiederverwendbares Material nach Gebrauch sofort in Desinfektionslösung legen
- Anschlußteil von Drainage und Ableitungsschlauch vor jedem Lösen und Zusammenfügen desinfizieren
- die Haut um die Öffnung des Drainageka-

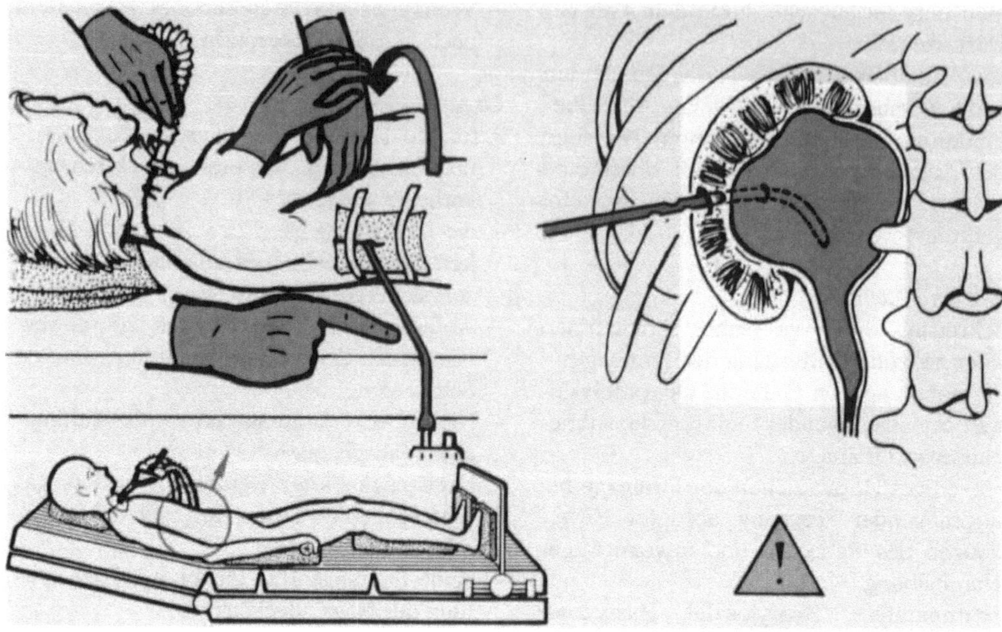

Abb. 21. Drainage des Nierenbeckens

Merke: Schläuche von Drainagen des retroperitonealen Raumes oder des Nierenbeckens werden häufig bei Lagerung der Patienten gezerrt. Das Verrutschen der Drainageschläuche führt zur Abflußbehinderung. Abszeßbildung oder Überdehnung des Nierenbeckens können die Folge sein.

nals bei jedem Verbandswechsel desinfizieren

Sterilität
- nur sterile Ableitungssysteme anschließen
- bei jedem Lösen und Zusammenfügen der Verbindungen Kautelen der Sterilität streng einhalten
- Drainageenden mit steriler Kompresse schützen

Material

steril:
- Einmalauffangbeutel
- Tupfer
- Kompressen
- Handschuhe
- ggf. Spritzen à 10 und 20 ml

- ggf. Laborröhrchen
- ggf. Zystoskop mit Zubehör
- ggf. Endoskop für Litholapaxie mit Zubehör
- ggf. große Sicherheitsnadeln
- für Drainageentfernung und Verbandswechsel werden zusätzlich benötigt:
- Kornzange oder Klemme
- Pinzette
- Schere
- ggf. Nahtmaterial oder Klammern

unsteril:
- ggf. Ampullen mit physiologischer Kochsalzlösung (für Spülung)
- ggf. Ampulle mit Röntgenkontrastmittel
- Flasche mit Desinfektionsmittel
- überzogene Klemmen
- Halterung, um Auffangbeutel am Bett zu fixieren

– ggf. Laborscheine
– ggf. fahrbares Röntgengerät

– für Drainageentfernung und Verbandswechsel werden zusätzlich benötigt:

– Flasche mit Alkohol oder Äther
– Wundspray
– Heftpflaster
– Verbandsschere
– Abwurfbehälter

Durchführung
– Hände waschen
– Material bereitlegen
– Handschuhe anziehen
– Wechsel des Auffangbeutels ordnungsgemäß durchführen
– ggf. Spülung durchführen
– ggf. Verbandswechsel vornehmen
– ggf. Harn- und Sekretproben in beschriftete Laborröhrchen füllen
– ausgeschiedene Harn- und Sekretmenge messen und registrieren
– Hände waschen
– Material wegräumen
– ggf. Harn- und Sekretproben mit Begleitscheinen in das Labor senden

Besonderheiten
– endständige Nierenbeckenkatheter haben in der Regel kürzere Liegedauer
– bei endständigen Nierenbeckenkathetern kann ein Urinauffangbeutel mit Hilfe eines Abdichtungsringes direkt am Patienten angeschlossen werden
– Durchzugnierenbeckenkatheter haben in der Regel eine längere Liegedauer
– Durchzugnierenbeckenkatheter werden in der Regel an beiden Enden mittels eines Y-Stückes an einem Ableitungssystem mit Auffangbeutel angeschlossen
– sowohl der endständige Nierenbeckenkatheter als auch der Durchzugskatheter werden in der Regel über der Haut mit einer großen Sicherheitsnadel markiert, um eine eventuelle Positionsänderung leichter feststellen zu können
– ein relativ sicheres Zeichen für Verlegung eines Nierenbeckenkatheters sind Druck- und Schmerzempfindungen beim wachen Patienten
– Verlegung des Nierenbeckenkatheters führt durch Harnrückstau zur Schädigung der betroffenen Niere
– die Ausscheidung über den Nierenbeckenkatheter muß laufend überwacht und registriert werden
– bei Sistieren der Ausscheidung sofort den Arzt benachrichtigen
– der Nierenbeckenkatheter ist mit Haltefäden an der Haut fixiert
– nach Entfernung der Fäden muß der Katheter auf andere Art sicher fixiert werden
– rutscht ein Nierenbeckenkatheter trotz Befestigung heraus, so muß sofort der Arzt benachrichtigt und ein neuer Nierenbeckenkatheter eingeführt werden
– bei Verlegung des endständigen Nierenbeckenkatheters darf nur mit geringen Mengen physiologischer Kochsalzlösung (3–5 ml) gespült werden
– ein Durchzugskatheter ist durch die Doppelbefestigung mit Haltefäden sicherer fixiert
– an dem Durchzugskatheter befinden sich im Bereich des Nierenbeckens zwei bis drei größere Öffnungen
– beim eventuellen Wechsel des Katheters müssen die Öffnungen in die gleiche Position im Nierenbecken gebracht werden
– liegt ein Katheter in dem Nierenbecken, so kann ggf. der Druck im Nierenbecken mit einem sterilen Einmalsystem gemessen werden
– aus dem Splint ausgeschiedene Flüssigkeitsmengen müssen genau registriert werden
– durch einen Splint für den oberen Teil des Harnleiters fließt in der Regel kein Urin
– in diesem Fall ist besondere Sorgfalt geboten, damit der Splint nicht verstopft
– in besonders dringlichen Fällen wird eine Nierenbeckendrainage mit Hilfe eines Trokars auf perkutanem Wege gelegt
– bei Erzeugung einer höheren Flüssigkeitssäule durch Anheben des Nierenbeckenkatheters gibt der Patient Schmerzen an, wenn noch eine Abflußbehinderung durch die Harnröhre vorhanden ist

- diese Prüfung kann nur auf ärztliche Anordnung erfolgen
- werden Splints aus beiden Uretern suprapubisch oder über die Blase herausgeleitet, so müssen unbedingt die Seiten gekennzeichnet sein, um die Funktion jeder Niere getrennt beurteilen zu können

Fehler und Gefahren

- Parenchymschaden in der Niere durch Harnrückstau bei Verlegung des Nierenbeckenkatheters oder eines unteren Splints
- Abknicken des Nierenbeckenkatheters
- Verstopfung des Nierenbeckenkatheters
- versehentliche Abklemmung des Nierenbeckenkatheters
- versehentliche Entfernung des Nierenbeckenkatheters
- Harnleiterstriktur bei Verrutschen oder Herausrutschen eines Harnleitersplints
- ansteigende Infektion durch Harnrückstau
- Infektion durch unsteriles Handhaben des Nierenbeckenkatheters oder eines liegenden Splints
- Phlegmone im Wundgebiet durch ausgelaufenen Urin oder durch Infektion

4.3. Drainage der Harnblase

Zweck

- Harnableitung
- Blasenspülung
- Schienen der Harnröhre
- Ableiten von Wundsekret

Organisation

- bei Patienten nach Operationen an der Blase und/oder an der Harnröhre werden in der Regel unterschiedliche Arten von Drainagen gelegt
- die Katheter der einzelnen Drainagearten müssen entsprechend ihrer Funktion unterschiedlich gehandhabt werden
- die Katheter müssen durch Beschriftung gekennzeichnet werden
- Katheter, die nicht in der Harnblase liegen, dürfen nicht angespült werden
- auch aus den Kathetern, die nicht in der Harnblase liegen, kann bei Nahtinsuffizienz Urin abfließen
- bei Harnabfluß aus den Kathetern, die nicht in der Blase liegen, sofort Arzt benachrichtigen
- der Katheter für eine Redondrainage liegt in der Regel neben dem Harnleiter
- dieser Katheter muß sofort an die Redonflasche sachgerecht angeschlossen und im weiteren entsprechend gehandhabt werden
- ein Katheter für die Drainage der Harnblase wird in der Regel in der suprapubischen Region durch die Haut geführt
- der Katheter in der Harnblase dient der Harnableitung und/oder der Spülung der Harnblase
- zur Spülung der Harnblase ist in der Regel die suprapubische Harnblasendrainage mit einem Blasenkatheter durch die Harnröhre kombiniert
- der Katheter der suprapubischen Harnblasendrainage wird zwecks Spülung an ein Infusionssystem angeschlossen
- neben den Kathetern der einzelnen Drainagearten können noch ein Blasenkatheter und/oder Splints, die letzteren in der Regel für die Schienung der unteren Hälfte des Harnleiters, vorhanden sein
- die Funktion der einzelnen Drainagearten bzw. Katheter oder Splints bei Übernahme der Patienten erfragen
- die Katheter bzw. Splints genau kennzeichnen

Hygiene

- Hände waschen
- Handschuhe anziehen

Desinfektion

- wiederverwendbares Material nach Gebrauch sofort in Desinfektionslösung legen
- Anschlußteil von Drainage und Ableitungsschlauch vor jedem Lösen und Zusammenfügen desinfizieren
- Drainageausführungsstelle bei jedem Verbandswechsel desinfizieren

Sterilität

- nur sterile Ableitungssysteme bzw. Auffangbeutel anschließen

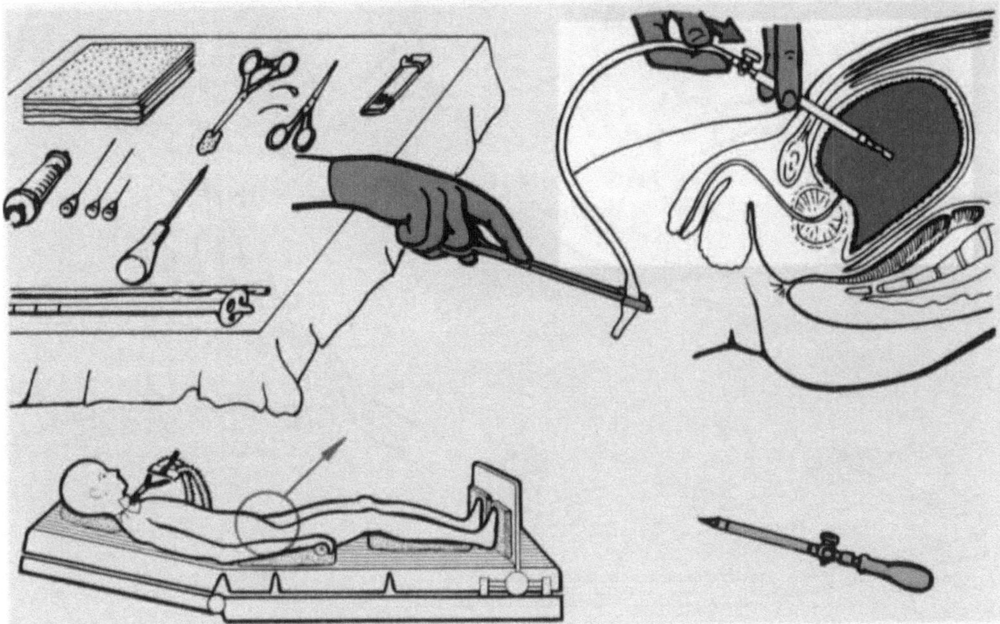

Abb. 22. Drainage der Harnblase

Merke: Raumfordernde Prozesse, wie z. B. Tumore und Gewebszertrümmerungen infolge Traumen, können die Drainage der Harnblase erforderlich machen. Das Pflegepersonal in der Intensivbehandlung soll sowohl die Assistenz bei der Durchführung der Punktion als auch die sterile, sachgerechte Handhabung der suprapubischen Harnblasendrainage beherrschen.

– bei jedem Lösen und Zusammenfügen der Schlauchsysteme Sterilität wahren
– Drainagenende jedes Mal mit steriler Kompresse schützen

Material

steril:

– Ableitungssystem je nach Drainageart
– Tupfer
– Kompressen
– Handschuhe
– ggf. Spritzen à 10 und 20 ml
– ggf. Laborröhrchen
– ggf. Infusionsbesteck

– für Drainageentfernung und Verbandwechsel werden zusätzlich benötigt:

– Kornzange oder Klemme
– Pinzette
– Schere
– ggf. Metallsonde für die Entfernung eines Pezzer-Katheters
– ggf. Nahtmaterial oder Klammern

unsteril:

– ggf. Flasche mit steriler Spülflüssigkeit
– Flasche mit Desinfektionsmittel
– überzogene Klemmen
– Halterungen für die Fixierung der Auffanggefäße am Bett
– ggf. Infusionshalter
– ggf. Laborscheine

– für Drainageentfernung und Verbandwechsel werden zusätzlich benötigt:

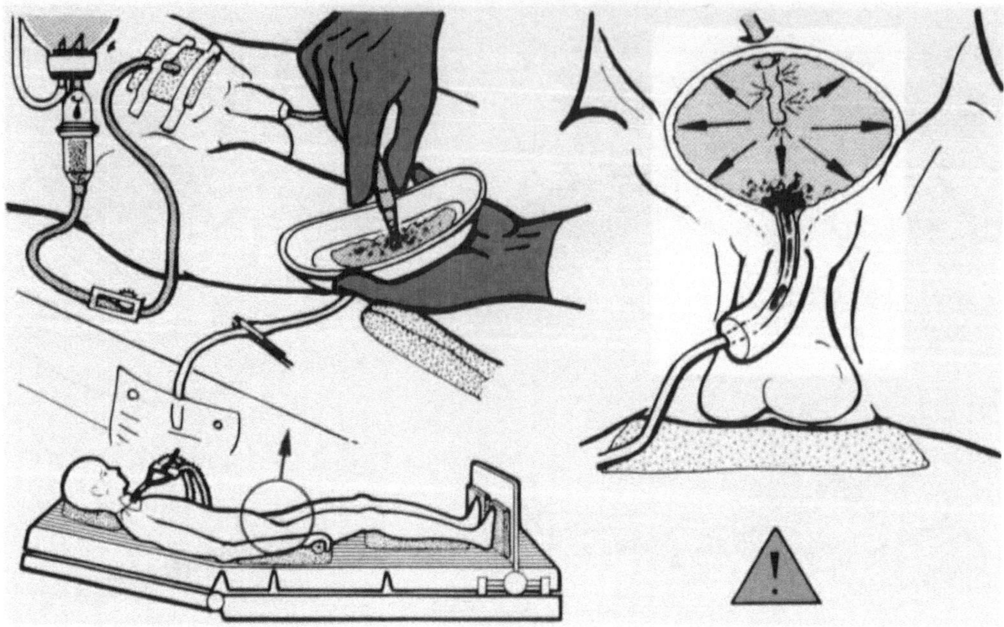

Abb. 23. Drainage zur Spülung der Harnblase

Merke: Die kontinuierliche Spülung der Harnblase wird als vorbeugende Maßnahme zur Vermeidung einer Tamponade durch koaguliertes Blut vorgenommen. Eine Abflußbehinderung kann jederzeit auftreten und zur Überfüllung der Harnblase mit der Spülflüssigkeit führen. Der Abflußschlauch muß ständig auf freie Passage kontrolliert werden.

— Flasche mit Alkohol oder Äther
— Wundspray
— Heftpflaster
— Verbandsschere
— Abwurfbehälter

Durchführung
— Hände waschen
— Material bereitlegen
— Handschuhe anziehen
— Wechsel des Ableitungssystems je nach Art der liegenden Drainage durchführen
— ggf. Spülung durchführen
— alle Drainagen so fixieren, daß sie weder abknicken noch unbeabsichtigt herausgezogen werden können
— ggf. Harn- und Sekretproben in beschriftete Laborröhrchen füllen

— ausgeschiedene Harn- und Sekretmengen für jede einzelne Drainage getrennt messen und registrieren
— wiederverwendbare Sekretbehälter, Schlauchverbindungen und Meßgefäße in Desinfektionslösung legen
— Handschuhe abwerfen
— Hände waschen
— Material wegräumen
— ggf. Harn- und Sekretproben mit Begleitscheinen in das Labor senden
— Verbandswechsel wird in der für die einzelne Drainageart spezifischen Form nach ärztlicher Anordnung durchgeführt
— Entfernung des Katheters und Versorgung der Öffnung der Drainage wird in der für die einzelnen Katheter spezifischen Form durch den Arzt vorgenommen

Besonderheiten

- bei Abfluß größerer Flüssigkeitsmengen durch die Redondrainage kann der Katheter an eine Saugpumpe angeschlossen werden
- um ein Überlaufen in das Pumpsystem zu verhindern, sollten zwei genügend große Sekretbehälter hintereinander geschaltet werden
- fließen aus der Redondrainage kontinuierlich große Flüssigkeitsmengen ab, so kann auf ärztliche Anordnung der Sog entfallen und ein Plastikbeutel – ggf. Einmalsystem – angeschlossen werden
- bei Verlegung des Katheters wird er mit geringer Menge steriler Flüssigkeit (20–50 ml) gespült
- für die suprapubische Drainage der Harnblase wird insbesondere dann ein doppellumiger Katheter verwendet, wenn das Legen eines Blasenkatheters durch die Harnröhre wegen Striktur nicht möglich ist
- verbleibt die Spülflüssigkeit in der Blase, so soll der Arzt benachrichtigt werden
- bei Langzeitbehandlung mit Drainage der Harnblase bilden sich, insbesondere bei Anwendung von Kathetern aus Gummi, manchmal Steine in der Harnblase
- Diagnose und Kontrolle der Steinbildung in der Harnblase erfolgt mit Röntgenaufnahmen in regelmäßigen Zeitabständen
- ein Wechsel des Katheters für die Drainage der Harnblase kann nach einigen Wochen erforderlich werden
- die Entfernung des Katheters und Aufhebung der Drainage erfolgt unter Einhaltung steriler Bedingungen
- der Pezzer-Katheter wird nach Spannung durch eine in den Katheter eingeführte Metallsonde entfernt

Fehler und Gefahren

- versehentliches Entfernen des Katheters
- Harnstauung durch Verlegung des Katheters
- ansteigende Harninfektion
- Infektion der Blase
- Phlegmone im Wundgebiet
- Fistelbildung durch gestörte Wundheilung nach Entfernen der Drainage

5. Drainage des Darmes

5.1. Handhabung der Katheter zur Drainage des Darmes

Zweck
- Ableiten von Gasen und Darmflüssigkeiten
- Ausschalten bestimmter Darmabschnitte
- Bildung eines künstlichen Anus

Organisation
- Katheter zur Drainage des Darmes werden entweder in den Dünndarm (Jejunostomie, Ileostomie) oder selten in das Appendix (Appendikostomie) oder in das Zökum (Zökostomie) oder das Sigmoideum eingeführt
- beim Sigmoideum wird in der Regel gleich ein provisorischer oder definitiver Anus angelegt
- sowohl bei der Dünndarm- als auch bei der Dickdarmdrainage besteht die Gefahr der Schädigung der Haut infolge Verschmutzung durch Darminhalt
- bei der Drainage des Dickdarmes bzw. bei künstlichem Anus besteht eine sehr hohe Gefahr der Verschleppung von Keimen
- vorgelagerte Darmschlingen bei der Zökostomie oder bei Sigmoid-Anus werden in der Regel einen Tag nach dem operativen Eingriff unter Anwendung eines Thermokauters geöffnet
- für die Durchführung dieses Eingriffes ist eine Assistenz erforderlich
- der Verschluß der mittels Drainage angelegten Fistelgänge bzw. Verschluß und Versenkung des geöffneten und vorgelagerten Zökums bzw. Sigmoideums erfolgt durch operativen Eingriff im Operationsraum

Hygiene
- Hände waschen
- bei jeder Handlung am Katheter, Ablei-tungssystem oder in Nähe des geöffneten Darmes Handschuhe und zusätzlichen Kittel anziehen
- am Ende der Handlung Handschuhe und zusätzlichen Kittel sofort abwerfen
- verschmutzte Verbände sofort wechseln
- verschmutzte Haut sofort zweimal abwaschen und desinfizieren
- alte Ableitungssysteme und Behälter nach dem Wechseln sofort aus dem Behandlungszimmer entfernen
- Verbindungsstellen zwischen Katheter und Ableitungssystem immer mit Zellstoff unterlegen

Desinfektion
- Verbindungsstellen zwischen Katheter und Ableitungssystem mit in Desinfektionsmittel getauchten Kompressen umhüllen und die Kompressen festkleben
- Anschlußteile von Drainagen sowie Zuführungs- und Ableitungssystem vor dem Lösen und Zusammenfügen desinfizieren
- nach jeder Handlung Hände mit Desinfektionslösung waschen
- bei Verschmutzung der Hände muß eine chirurgische Handdesinfektion vorschriftsmäßig erfolgen
- wiederverwendbares Material nach Gebrauch sofort in Desinfektionslösung legen

Sterilität
- ggf. zur Öffnung von Darmschlingen steriles Instrumentarium richten
- sich steril anziehen
- Arzt sterile Handschuhe anreichen

Material
steril:
- ggf. Handschuhe
- ggf. Kittel

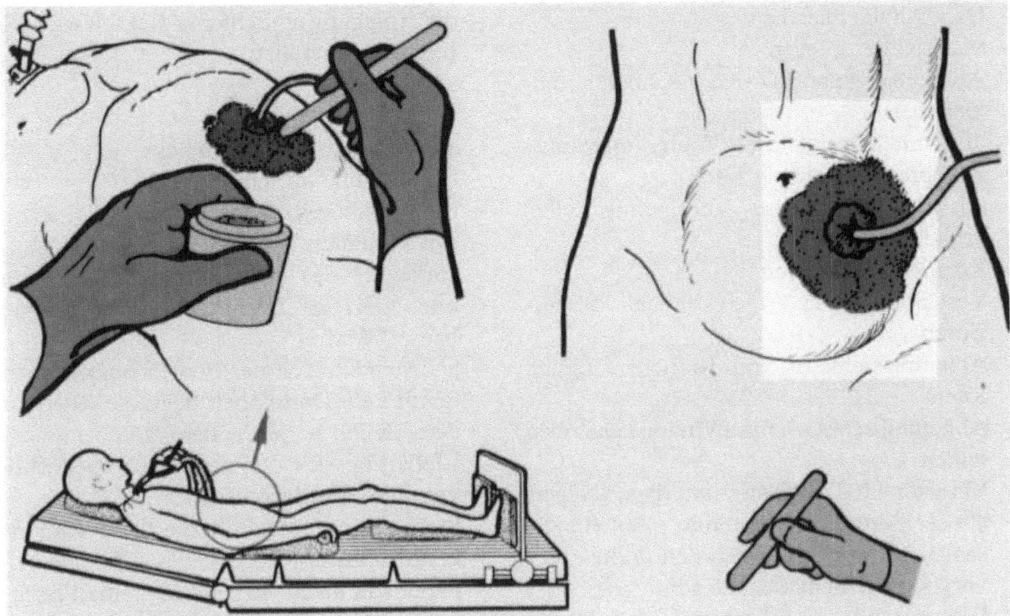

Abb. 24. Handhabung der Drainage des Dickdarmes

Merke: Bei Drainage des Darmes, insbesondere des Dickdarmes, durch die Bauchdecke besteht die Gefahr der Beschädigung gesunder Hautgebiete. Dies kann zu Ulkusbildung mit entzündlichen Prozessen führen. Daher soll die Umgebung der Öffnung durch Auftragen einer Salbe geschützt werden.

– ggf. Elektrokauter
– ggf. Kauterklinge
– ggf. Kompressen
– ggf. Tupfer
– ggf. Schere
– ggf. Pinzette
– ggf. Klemmen

unsteril:
– Handschuhe
– Kittel
– Kompressen
– Tupfer
– Kornzange
– 2 überzogene Klemmen
– Auffangbeutel mit Ableitungssystem
– Isolierkappen
– Sprühflasche mit Klebemittel
– ggf. spezielle Stoma-Beutel mit Klebering
– ggf. Haltegürtel mit Stoma-Beutel

– Flasche mit Desinfektionsmittel
– Flasche mit Alkohol oder Äther
– ggf. Zinkpaste
– graduiertes Meßgefäß
– Heftpflaster
– Zellstoff
– Wundspray
– Verbandsschere
– Abwurfbehälter
– Schüssel für alte Auffangsysteme
– ggf. Laborscheine
– ggf. Untersuchungsröhrchen

Durchführung
– der Wechsel des Ableitungssystems mit Auffangbeutel wird wie folgt durchgeführt:

– Hände waschen
– zusätzlichen Kittel anziehen

- Handschuhe anziehen
- Material bereitlegen
- Ableitungsschlauch und Katheter abklemmen
- die mit Desinfektionslösung getränkte Kompresse vorsichtig lösen
- mit der Kompresse Verbindungsstellen gründlich abwischen
- Kompresse abwerfen
- Verbindungsstelle noch einmal desinfizieren
- Ableitungsschlauch vom Katheter langsam lösen
- Ableitungsschlauch mit Öffnung nach oben halten
- Katheter auf die Zellstoffunterlage ablegen
- alten Auffangbeutel mit Ableitungsschlauch sofort entfernen und in die dafür vorgesehene Schüssel ablegen
- Katheterende mit Kompresse säubern
- Kompresse sofort abwerfen
- Katheterende auch innen mit Desinfektionsmittel abwischen
- Kompresse sofort abwerfen
- neuen Ableitungsschlauch anschließen
- Zellstoffunterlage wechseln
- Verbindungsstelle zusätzlich auf eine Kompresse legen
- alte Handschuhe abwerfen
- neue Handschuhe anziehen
- Verbindungsstelle zweimal desinfizieren
- mit Desinfektionsmittel getränkter Kompresse umschließen
- Kompresse fixieren
- Schlauchsystem auf Zellstoffunterlage legen
- Ableitungsschlauch und Auffangbeutel sorgfältig fixieren
- Klemme am Katheter öffnen
- wiederverwendbares Material sofort in Desinfektionslösung legen
- Einmalmaterial und Auffangbeutelsystem aus dem Zimmer entfernen
- Handschuhe abwerfen
- Hände waschen
- ggf. verschmutzten Verband ordnungsgemäß wechseln
- Flüssigkeit im Auffangbeutel messen
- ggf. Proben zur Untersuchung in das Labor schicken

- die Anlegung eines Stoma-Beutels wird wie folgt durchgeführt:

- Hände waschen
- zusätzlichen Kittel anziehen
- Handschuhe anziehen
- Material bereitlegen
- ggf. Patienten lagern
- Haltegurt des alten Stoma-Beutels lösen und Gurt in Desinfektionslösung legen bzw. abwerfen
- anliegenden Teil des Beutels ausstreichen, damit kein Darminhalt beim Abheben aus dem Beutel herausfließen kann
- Klebering des Stoma-Beutels vorsichtig von der Unterlage lösen
- Stoma-Beutel sofort in die dafür vorgesehene Schüssel ablegen
- dabei soll nach Möglichkeit keine Flüssigkeit aus dem Beutel heraustreten
- alte Handschuhe abwerfen
- neue Handschuhe anziehen
- mit Hilfe einer Kornzange mit einem Tupfer vorsichtig die Darmöffnung verschließen
- Isolierkappe entfernen und abwerfen
- ggf. Isoliersalbe oder Zinkpaste entfernen
- Haut abwischen
- Haut entfetten
- neue Isolierkappe anlegen
- ggf. mit Zinkpaste die Haut bedecken
- Tupfer aus der Darmöffnung mittels Kornzange entfernen
- Klebering des Stoma-Beutels an Isolierkappe kleben
- ggf. Klebemittel auf die Haut sprühen und Isolierkappe des Stoma-Beutels auf die Haut kleben
- Haltegurt des Stoma-Beutels anlegen und an dem Beutel befestigen
- wiederverwendbares Material in Desinfektionslösung legen
- Einmalmaterial sofort abwerfen
- Einmalmaterial und Stoma-Beutel aus dem Zimmer entfernen
- Handschuhe abwerfen
- Hände waschen

Besonderheiten
- Katheter in den Dünndarm bzw. in den Wurmfortsatz (Appendikotomie) wurden früher für die Zufuhr von Nährflüssigkeit verwendet
- heute erfolgt die Ernährung auch auf intravasalem Wege
- bei Zökostomie bzw. bei künstlichem Anus kann ein Schleimhautprolaps die Funktion der Öffnung stören
- bei gestörter Darmtätigkeit (z. B. Ileus) entleert sich oft ein dünnflüssiger Stuhl in größeren Mengen

- dadurch besteht die Gefahr der Überfüllung des Auffangsystems in kürzester Zeit

Fehler und Gefahren
- Schädigung der Haut durch Darmflüssigkeit
- Keimverschleppung
- Verstopfung oder Herausrutschen von Kathetern
- Schleimhautprolaps bei angelegtem Stoma
- Überfüllung der Auffangsysteme
- große Flüssigkeits-, Eiweiß- und Elektrolytverluste

6. Drainage des Liquorraumes

6.1. Offene Drainage des Liquorraumes

Zweck
- Entlastung bei intrakranieller Drucksteigerung
- Ventrikolographie
- kontinuierliche Messung des intrakraniellen Druckes
- Instillation von Medikamenten in den Liquorraum

Organisation
- Liquordrainagen werden im Operationsraum unter chirurgischen Bedingungen angelegt
- offene Liquordrainagen dürfen nie unter Sog stehen
- Auffangbehälter dürfen nie über Kopfhöhe gehoben oder befestigt werden
- der Spiegel des Liquors in dem Drainagebehälter soll mit der Augenhöhe des Patienten übereinstimmen
- versehentliches Abknicken oder Abklemmen der Drainage muß verhindert werden
- der Verband ist täglich zu wechseln
- die Drainage muß spätestens nach 7 Tagen gezogen werden

Hygiene
- Hände waschen
- Handschuhe anziehen
- Umgebung der Austrittsstelle mit Desinfektionslösung abwaschen
- Material und Instrumente nach Benutzung sofort korrekt abwerfen

Desinfektion
- Austrittsstelle der Drainage zweimal desinfizieren
- Instrumente und wiederverwendbares Material nach Gebrauch sofort in Desinfektionslösung abwerfen

Sterilität
- sterile Handschuhe anziehen
- nur sterile Auffanggefäße bzw. Systeme an die Drainage anschließen
- vor dem Lösen die Drainageverbindung desinfizieren und steriles Tuch unterlegen
- Drainagenende beim Lösen der Verbindung und nach dem Wechsel mit steriler Kompresse schützen

Material

steril:
- Redonflasche ohne Sog oder Einmalsystem
- Y-Stück
- 2 Klemmen
- 2 Pinzetten
- Tuch
- Handschuhe
- Tupfer
- Kompressen
- ggf. Laborröhrchen

- zur Druckmessung werden zusätzlich benötigt:

- Perfusorleitung
- 2 Dreiwegehähne
- 1 Spritze
- Kanülen
- Druckumwandler (Statham)

unsteril:
- ggf. Ampullen mit Instillations-Medikamenten
- ggf. Ampullen mit Kontrastmittel
- Flasche mit Alkohol und Äther
- Flasche mit farblosem Desinfektionsmittel
- Wundspray

– Heftpflaster
– Schere
– Abwurfschale

– zur Druckmessung werden zusätzlich benötigt:

– Hirndruckmeßgerät
– Ampulle mit physiologischer Kochsalzlösung

Durchführung
– Hände waschen
– Material bereitlegen
– Kopf des Patienten so lagern, daß aseptischer Verbandswechsel möglich ist und die Drainage nicht geknickt wird
– Handschuhe anziehen
– die Verbindung von Drainage zu Auffanggefäß desinfizieren und mit sterilem Tuch unterlegen
– steriles Auffanggefäß so bereitstellen, daß ohne Zeitverlust angeschlossen werden kann
– Drainage mit 2 Klemmen abklemmen
– Verbindungsstelle der Drainage zum Auffanggefäß desinfizieren
– mit steriler Kompresse die Drainage so von der Ableitung lösen, daß das Drainagenende durch die sterile Kompresse geschützt ist
– Drainage an neuen sterilen Behälter anschließen
– Klemmen öffnen
– Auffangbehälter in richtiger Höhe sicher fixieren
– Wundumgebung mit sterilem Tupfer von Pflasterresten reinigen
– Handschuhe wechseln
– Drainagenaustrittsstelle mit Desinfektionsmittel getränktem Tupfer desinfizieren
– ggf. Austrittsstelle mit Wundspray schützen
– mit Pinzette sterile Mullkompresse auflegen
– Verband sicher aber hautschonend fixieren
– Abflußmenge des Auffangbehälters messen und registrieren
– ggf. Laborproben entnehmen und weiterleiten
– benutztes wiederverwendbares Material in Desinfektionslösung einlegen

– Handschuhe abwerfen
– Patienten in Ausgangslage bringen
– Material wegräumen
– Hände waschen

Besonderheiten
– beim Betten und Lagern des Patienten immer darauf achten, daß die Drainage nicht geknickt wird und weder Sog noch Liquorrückfluß entstehen kann
– durch Anschluß eines Druckmeßsystems an die Drainage können Einzelmessungen oder kontinuierliche Registrierung des Ventrikeldruckes erfolgen
– bei Notwendigkeit kann über die Drainage die Instillation von Medikamenten oder Kontrastmitteln erfolgen
– beim Wechsel des Auffangbehälters oder Anschluß eines Druckmeßsystems ist alles so vorzubereiten und auf Funktionsfähigkeit zu prüfen, daß das Abklemmen der Drainage nur ganz kurz ist
– bei der Verwendung von Redondrainageflaschen ist besonders darauf zu achten, daß sie nicht unter Sog stehen
– die Liquormenge wird gemessen und registriert, aber bei der Bilanz nicht mitgerechnet

Fehler und Gefahren
– Anstieg des Liquordruckes durch Abklemmen, Abknicken oder Verschluß der Drainage
– Liquorrückfluß durch falsche Plazierung des Auffangbehälters
– zu starker Liquorfluß durch Sog oder tiefe Plazierung des Auffangbehälters
– Infektion kann zu Meningitis, Hirnabszeß oder subduralem Empyem führen

6.2. Geschlossene Drainage des Liquorraumes

Zweck
– Ableiten des Liquors in das Gefäßsystem
– Druckentlastung des intrakraniellen Raumes
– Therapie des Hydrocephalus

Organisation
- nach Einlegen eines den Liquor ableitenden Ventilsystems ist eine sorgfältige Überwachung des Patienten erforderlich
- beim Spitz-Holter-System liegt das Ventil, das gleichzeitig die Pumpe darstellt, hinter dem Ohr
- beim Pudenz-Heyer-System liegt das Hauptventil in der Katheterspitze im rechten Vorhof
- hinter dem Ohr befindet sich eine Silikongummikapsel, mit deren Hilfe ebenfalls ein Pumpeffekt in Richtung Vorhof ausgelöst werden kann
- die Funktion des Ableitungssystems ist durch leichten Druck auf die Pumpe einfach zu kontrollieren
- hoher intrakranieller Druck führt zum Zusammenbruch der Autoregulation des Hirnkreislaufes
- es ist darum sehr wichtig, bereits die ersten Zeichen eines gefährlichen Druckanstieges in der Schädelhöhle zu erfassen und dem Arzt zu melden
- besonders aufmerksam sind Atmung, Pupillen, Pulsfrequenz, Blutdruck und Körpertemperatur zu überwachen
- das Auftreten einer Stauungspapille spricht für eine intrakranielle Drucksteigerung als Folge einer Liquorabfluß- bzw. Resorptionsstörung
- bei Kindern mit Hydrocephalus ist der Kopfumfang zu messen und zu registrieren
- jede Behinderung des venösen Abflusses muß verhindert werden
- eine Behinderung kann erfolgen durch ungünstige Lagerung, Überstreckung des Kopfes, stauende Befestigung der Trachealkanüle, Preßatmung, Überdruckbeatmung
- der Verband ist bis zur vollständigen Wundheilung täglich zu erneuern
- bei unruhigen Patienten ist für den Verbandswechsel eine Assistenz erforderlich
- bei Wundkomplikationen und zur Nahtentfernung sollte der Verbandswechsel durch einen Arzt erfolgen
- der Kopf soll immer so gelagert sein, daß kein Druck auf die Wunde erfolgt

Hygiene
- Hände waschen
- Kopfhaut der Wundumgebung mit desinfizierender Lösung waschen

Desinfektion
- Wundgebiet zweimal desinfizieren

Sterilisation
- sterile Instrumente und Materialien benutzen

Material

steril:
- Tuch-
- Handschuhe
- Pinzetten
- ggf. spitze Schere zur Fadenentfernung
- Tupfer
- Kompressen

unsteril:
- Flasche mit Alkohol oder Äther
- Flasche mit Desinfektionsmittel
- Wundspray
- Heftpflaster
- ggf. Schlauchverband oder Binden
- Schere
- Abwurfschale

Durchführung
- Hände waschen
- ggf. Arzt benachrichtigen
- Kopf des Patienten auf saubere Unterlage so lagern, daß aseptischer Verbandswechsel möglich ist
- Handschuhe anziehen
- alten Verband lösen und abwerfen
- Wundumgebung mit desinfizierender Lösung reinigen
- steriles Tuch unterlegen
- Wunde zweimal desinfizieren
- ggf. werden Nähte entfernt und danach die Wunde nochmals desinfiziert
- ggf. Wunde durch Wundspray schützen
- mit Pinzette sterile Mullkompressen auf die Wunde legen
- Verband sicher aber hautschonend fixieren
- ggf. zum Schutz des Verbandes Schlauchverband überziehen

- schmutzige Instrumente in Desinfektions-
  lösung einlegen
- Handschuhe abwerfen
- Kopf des Patienten so lagern, daß kein
  Druck auf die Wunde entsteht
- Material wegräumen
- Hände waschen

Besonderheiten
- wichtige Zeichen für erhöhten Druck auf
  das Mittelhirn sind: Bewußtlosigkeit, Pu-
  pillenerweiterung, Verlangsamung oder
  Fehlen der Pupillenreaktion und leichtes
  Herabhängen des oberen Augenlides, Einschränkung der Bulbusbewegung durch
  Lähmung der Augenmuskeln, Streck-
  krämpfe und positiver Babinski-Reflex
- wichtige Zeichen für erhöhten Druck auf
  das verlängerte Mark (Bulbus medullae
  oblongatae) sind: Hinterkopfschmerzen,
  Nackenschmerzen, Nackensteife, Erbrechen, Atemstörungen, typisch ist eine ver-
  langsamte, unregelmäßige, sogenannte
  ataktische Atmung
- bei dem Shunt nach Spitz-Holter oder Pu-
  denz-Heyer wird der Liquor aus dem Sei-
  tenventrikel über die Vena jugularis in den
  rechten Vorhof geleitet
- der Liquor kann auch über einen Shunt in
  den Peritonealraum abgeleitet werden
- die richtige Funktion des eingelegten Ventils muß überprüft werden

- der Spannungszustand der Fontanelle ist
  der sicherste Gradmesser für das Funktio-
  nieren der Ableitungsdrainage
- ist der Ventrikelteil (der Teil vor der Pumpe) verschlossen, so läßt sich die Pumpe
  leicht komprimieren, füllt sich aber nur
  langsam oder gar nicht wieder auf
- bei Verlegung des Venenteils (unterhalb
  der Pumpe) kann die Pumpe nicht oder nur
  sehr schwer eingedrückt werden
- die Kontrolle ist zuerst täglich und später
  alle paar Tage durchzuführen
- bei glattem Heilverlauf können Kinder mit
  einer Hydrocephalusdrainage nach 2–3
  Wochen entlassen werden
- nach der Entlassung sollte die Funktion des
  Ventils und die Zunahme des Kopfum-
  fanges zuerst wöchentlich und später
  in größeren Zeitabständen kontrolliert
  werden

Fehler und Gefahren
- Funktionsausfall des Ventils führt zu er-
  neutem Druckanstieg mit allen nachteili-
  gen Folgen
- Behinderung des venösen Rückflusses be-
  günstigt Hirndrucksteigerung
- länger bestehender Hirndruck führt zu
  Ausfallerscheinungen und Gewebetod von
  Hirnsubstanz
- Infektion kann zu schwerer Meningitis und
  Sepsis führen

7. Drainage des Pleuraraumes

7.1. Einführung eines Katheters zur Drainage des Pleuraraumes

Zweck

- Ableiten von Luft
- Ableiten von pathologischer Flüssigkeitsansammlung
- Beheben von Lungenkompression durch Luft- oder Flüssigkeitsansammlung
- Verbesserung des Gasaustausches bei Störungen durch Flüssigkeitsansammlung im Pleuraraum
- Vorbeugen von Spannungspneumothorax nach Thoraxkontusion während künstlicher Beatmung

Organisation

- für die Einführung eines Katheters zur Drainage des Pleuraraumes wird grundsätzlich, mit Ausnahme von Notfällen, kurzfristig vor dem Eingriff eine Thoraxröntgenaufnahme angefertigt
- die Einführung des Katheters zur Drainage des Pleuraraumes erfolgt mittels Trokar nach Stichinzision der Haut; bei Luftansammlung in der Regel in der hinteren Axillarlinie im 4. bis 5. Interkostalraum (ICR)
- bei Luftansammlung im Pleuraraum wird der Katheter bis zur Höhe des 1. oder 2. Interkostalraumes nach oben geführt
- bei pathologischer Flüssigkeitsansammlung wird der Katheter zur Drainage des Pleuraraumes nach Stichinzision der Haut mittels Trokar in der Regel am oberen Rand der 8. oder 9. Rippe in der hinteren Axillarlinie oder in der mittleren Skapularlinie eingeführt
- nach ausgedehnter Lungenkontusion wird ggf. für die Dauer einer Überdruckbeatmung ein Katheter zur Drainage des Pleuraraumes als prophylaktische Maßnahme, in der Regel ebenso wie bei einer Luftansammlung im Pleuraraum, einseitig oder beidseitig eingeführt
- die Stelle der Stichinzision wird anschließend durch Nähte geschlossen und der Katheter gleichzeitig fixiert

- die Drainage wird in der Regel an ein Saugsystem angeschlossen
- Saugsysteme vor dem Anschließen auf Funktionsfähigkeit prüfen
- die Lage des Katheters und die Ausdehnung der Lunge werden nach Anlegen der Drainage durch Röntgenaufnahme kontrolliert
- neben der Assistenz ist die Überwachung des Patienten während des Eingriffs erforderlich

Hygiene

- Hände waschen
- ggf. Behaarung abrasieren
- Haut entfetten
- Haarbedeckung und Mundschutz tragen

Desinfektion

- Punktionsstelle und umgebende Hautpartie zweimal desinfizieren
- Instrumente und wiederverwendbares Material nach Gebrauch in Desinfektionslösung legen

Sterilität

- für das Legen einer Thoraxdrainage werden sterile Handschuhe angezogen
- die Punktionsstelle wird mit einem sterilen Lochtuch abgedeckt
- das Drainageableitungssystem muß steril sein und unter Beachtung der Sterilitätskautelen angeschlossen werden

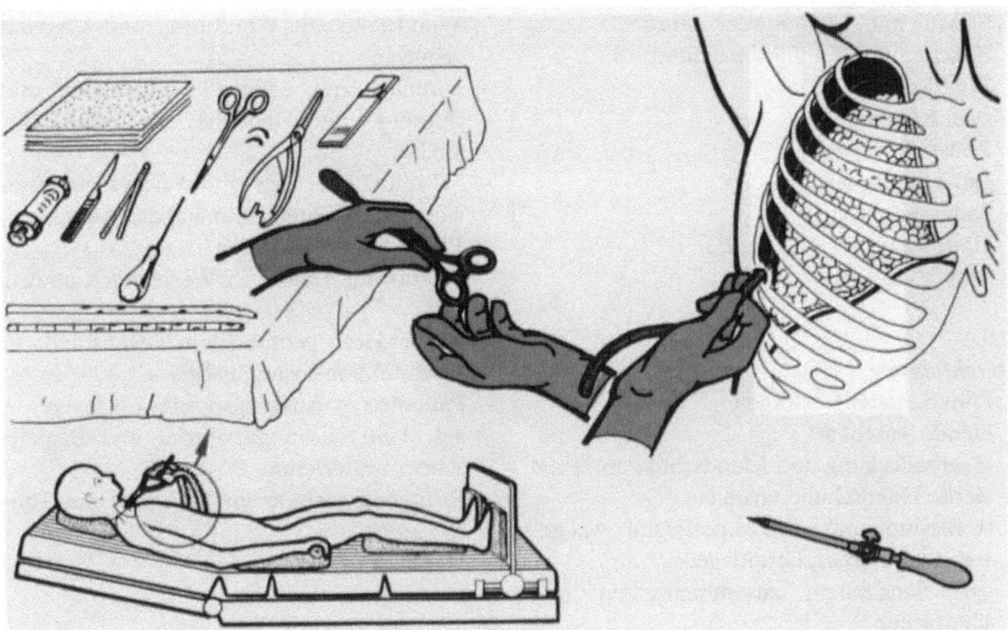

Abb. 25. Drainage des Pleuraraumes

Merke: Drainagen werden sowohl aus therapeutischen als auch aus prophylaktischen Gründen in den Pleuraraum eingeführt. Abhängig von der Indikation kommen hierbei unterschiedliche Techniken, wie z. B. Punktion oder Inzision, zur Anwendung. Die Vorbereitung des Patienten und die Auswahl der Katheter muß dementsprechend erfolgen. Die Lage des Katheters ist durch eine Röntgenaufnahme zu kontrollieren.

Material

steril:
- Spritzen à 2, 5, 10, 20 ml
- Kanülen Nr. 1 und Nr. 16
- Kornzange
- Skalpell (groß und klein)
- Pinzette (chirurg.)
- Pinzette (anatom.)
- Knopfsonde
- Cooper Schere
- Peanklemme
- Nadelhalter
- Nadeln (Haut)
- Seide (stark)
- Trokar (2 verschiedene, dazu Obturator)
- graduierte Drainagen bzw. Katheter
- Sonden zur Draineinführung
- Tuchklemmen
- Abdecktücher
- Lochtuch
- Kittel
- Handschuhe
- Watteträger
- Gazestreifen
- Kompressen
- Tupfer
- Schläuche und Zwischenstücke für Drainageanschluß
- Sekretableitungssystem komplett
- ggf. Laborröhrchen

unsteril:
- Ampullen mit Lokalanaesthetikum
- Ampullen mit physiologischer Kochsalzlösung
- ggf. Ampullen mit Medikamenten zur Instillation

- Flasche mit Alkohol oder Äther
- Flasche mit Desinfektionsmittel
- Wundspray
- zwei Klemmen
- Zellstoff
- ggf. Laborscheine
- Saugvorrichtung
- Heftpflaster
- Schere

Durchführung
- Punktionsstelle erfragen
- Hände waschen
- Haarbedeckung und Mundschutz anziehen
- sterile Handschuhe anziehen
- steriles und unsteriles Material auf zwei getrennten Tischen bereitlegen
- ggf. Saugsystem zusammensetzen und überprüfen
- Thorax-Röntgenaufnahme bereitlegen
- Patienten lagern und Zellstoff unter die Punktionsstelle legen
- Arm des Patienten auf der Eingriffsseite über dem Kopf hoch lagern
- Arzt benachrichtigen
- Haut entfetten
- Haut zweimal desinfizieren
- sterile Handschuhe anziehen
- den Arzt beim Anziehen des sterilen Kittels und der sterilen Handschuhe unterstützen
- nur sterile Handschuhe anziehen
- Spritze mit Lokalanaesthetikum und aufgesetzter Kanüle anreichen
- nach Legen der Lokalanaesthesie Haut nochmals desinfizieren
- sterile Tücher und Tuchklemmen zum Abedecken anreichen
- nach Hautinzision Trokar mit Obturator anreichen
- nach erfolgter Punktion zieht der Arzt den Obturator aus der Trokarhülle
- durch die liegende Trokarhülle wird die graduierte Drainage oder der spezielle Katheter eingeführt
- nachdem die Drainage richtig liegt, wird die Trokarhülle vorsichtig über den liegenden Katheter herausgezogen
- nach genügender Fixierung der Drainage

Wundstelle mit Wundspray und Verband schützen
- Drainage mit Sauggefäß verbinden und Sogstärke nach ärztlicher Anordnung einstellen
- Sekretbehälter richtig und sicher plazieren
- alle gebrauchten Einmalgegenstände in Plastikbeutel abwerfen
- gebrauchte Tücher in Wäschesack abwerfen
- alle anderen gebrauchten Gegenstände in Desinfektionslösung geben
- Patienten in Ausgangsposition bringen
- ggf. Untersuchungsmaterial und Begleitschein weiterleiten
- Röntgenaufnahme zur Kontrolle des Thorax anfordern
- Hände waschen

Besonderheiten
- bei der Durchführung ist darauf zu achten, daß keine Luft zusätzlich eindringen kann
- vorhandene Flüssigkeit soll nicht schlagartig, sondern langsam abgelassen werden
- bei Anschluß der Drainage an ein Saugsystem muß die Einstellung der Sogstärke genau nach ärztlicher Anordnung erfolgen
- Drainagen, die im Pleuraraum oder außerhalb abgeknickt sind, sind nicht funktionsfähig
- nach Lobektomie und Segmentresektion wird eine Drainage in die Pleurahöhle eingelegt und an ein Saugsystem angeschlossen, damit sich die Restlunge genügend ausdehnt
- die Sekretbehälter der Saugdrainage müssen immer unter der Körperebene des Patienten plaziert werden

Fehler und Gefahren
- Verletzung der Lunge
- Verletzung der Interkostalarterien
- Eindringen von Luft in den Pleuraraum
- zu plötzliches Ablassen von Flüssigkeit
- Störungen der Kreislauffunktion
- Störungen der Atemfunktion
- unzureichende Lungenausdehnung
- Einschleppung von Keimen in den Pleuraraum

7.2. Handhabung der Drainage des Pleuraraumes

Zweck
- Vorbeugen und Beheben einer Verlegung der Drainage
- Vorbeugen und Beheben eines Lecks im Drainagesystem
- Vorbeugen eines Herausgleitens des Katheters aus dem Pleuraraum
- Vorbeugen der Einschleppung von Keimen in den Pleuraraum
- Korrektur der Sogleistung
- Anpassen der Sogleistung an die intrapleuralen Druckschwankungen bei bestehender Bronchusfistel während der Beatmung
- Vorbeugen eines Überlaufens des Sammelgefäßes bei Drainage von Flüssigkeitsansammlungen
- Wechsel von Auffanggefäßen im Drainagesystem

Organisation
- Pleuradrainagen werden heute meist an Injektorsauggeräte mit genau regulierbarer Sogwirkung angeschlossen
- früher übliche Saugsysteme, bei denen die Sogregulierung durch unterschiedliche Höhe des Flüssigkeitsspiegels erfolgte, sind durch die Geräte mit genau einstellbarem Feinsog verdrängt
- bei allen Saugvorrichtungen mit Feinsog (-5 bis -50 cm H_2O) muß der Anschluß an den Patienten folgende Anordnung garantieren:
  Vakuumquelle – Regulierventil – Sekretflasche – Patient
- vor jeder Verwendung eines Sauggerätes ist seine Funktionsfähigkeit zu überprüfen
- für Thoraxdrainagen wird der Sog meist auf -15 bis -20 cm H_2O eingestellt
- die Anwendung eines stärkeren Sogs über -50 bis -60 cm H_2O wird, zwar selten, als therapeutische Maßnahme zur Förderung der Verklebung der Pleurablätter verordnet
- eine starke Sogleistung ist oft erforderlich bei Bronchusfistel während der Beatmung zur Vorbeugung von Spannungspneumothorax

- bei starker Sogleistung empfiehlt sich die Einschaltung eines mit steriler Flüssigkeit gefüllten Puffergefäßes mit Steigrohr, um eventuellen Komplikationen durch zu hohe negative Druckwerte infolge plötzlichen Verschlusses der Bronchusfistel vorzubeugen
- plötzlich auftretende hohe negative Druckwerte im intrapleuralen Raum können besonders bei Kindern gefährliche Auswirkungen haben
- bei Ausfall der zentralen Gasanlage oder der Stromversorgung kann bei Patienten mit Pneumothorax eine Notfunktion oder der schnelle Anschluß eines Pneumothoraxgerätes bzw. Wasserstrahlsaugsystems erforderlich sein
- die Bedienung des Pneumothoraxgerätes und die Montage eines Wasserstrahlsaugsystems sollte die Krankenpflegekraft in der Intensivmedizin auch beherrschen
- vor der Entfernung der Pleuradrainage kann die Dichtigkeit des Pleuraraumes durch Anschluß eines Perthes-Saugsystems geprüft werden
- das Perthes-Saugsystem findet heute noch vielerorts bei der Pleuradrainage Anwendung

Hygiene
- Hände waschen
- Handschuhe anziehen

Desinfektion
- wiederverwendbares Material nach Gebrauch sofort in Desinfektionslösung legen
- Anschlußteil von Drainage und Ableitungsschlauch vor dem Lösen und Zusammenfügen desinfizieren

Sterilität
- das ganze mit der Pleurahöhle in Verbindung kommende System muß steril sein
- Sekretbehälter und Ableitungssystem sind nach Gebrauch und Desinfektion zu sterilisieren
- die Aufbewahrung muß die Sterilität bis zur Wiederverwendung garantieren
- für Zusammensetzen und Anschluß sind die Kautelen der Sterilität streng einzuhalten

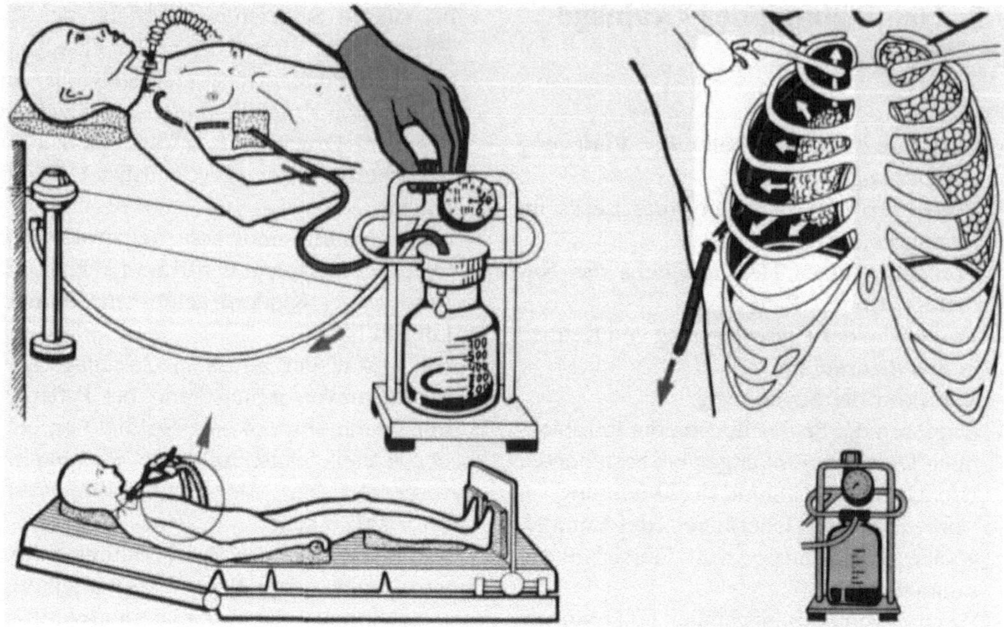

Abb. 26. Handhabung des Vakuumgerätes zur Drainage des Pleuraumes

Merke: Die Höhe des negativen Druckes im Vakuumgefäß der Saugdrainage bestimmt die pro Zeiteinheit abgesaugte Flüssigkeits- oder Luftmenge. Die Sogstärke wird in der Regel auf minus 18 cm Wassersäule eingestellt. Es werden jedoch, je nach speziellen Gesichtspunkten, auch andere Sogstärken angeordnet. Die Vakuumleistung muß regelmäßig kontrolliert werden.

Material

steril:
- Sekretbehälter
- Flaschenverschlußkappe mit Schlauchansätzen
- Sekretabsaugschlauch
- Vakuumschlauch
- ggf. zusätzliche Wassersäule mit Steigrohr
- Laborröhrchen
- Tupfer
- Kompressen
- Handschuhe

- für Wasserstrahlsaugsystem zusätzlich:

- Y-Ansatz für Wasserhahn
- Flasche zur Sogerzeugung

- Aqua dest. evtl. mit desinfizierendem Zusatz
- Flaschenverschlußstöpsel mit 2 Ansätzen für Schlauchverbindung, Verbindungsschläuchen und einem Steigrohr

- für Perthes-Saugsystem zusätzlich:

- 2 große Flaschen mit Schlauchansätzen in Bodenhöhe
- Verbindungsschlauch
- 1 Flaschenverschlußstöpsel mit Schlauchansatz
- Aqua dest evtl. mit desinfizierendem Zusatz

- für Drainentfernung und Verbandswechsel werden zusätzlich benötigt:

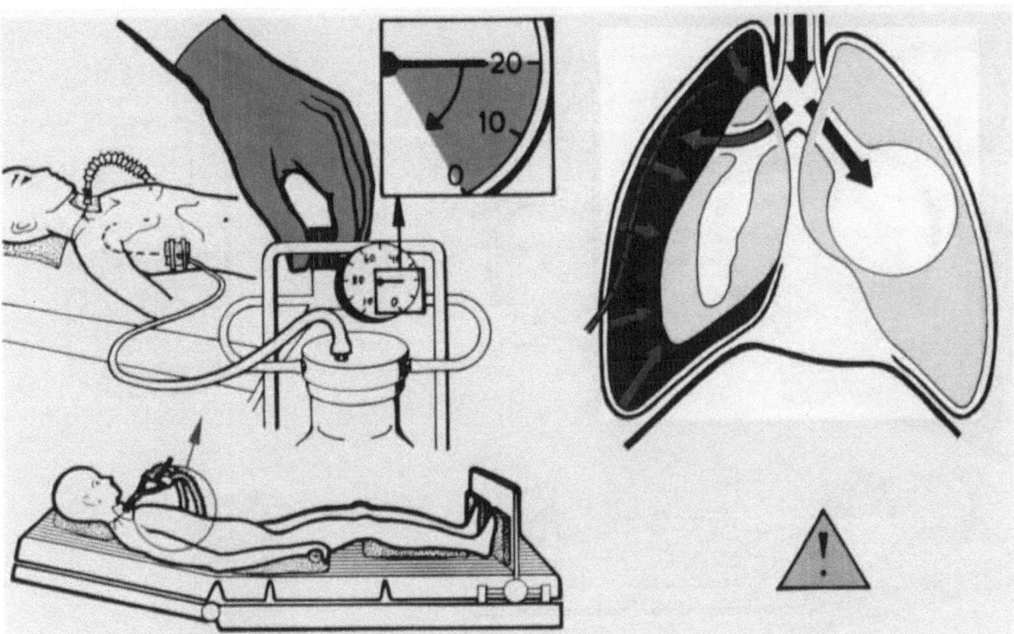

Abb. 27. Leistungskontrolle der Saugdrainage bei Pneumothorax

Merke: Ein zu dünner Absaugschlauch oder zu niedrige Vakuumleistung können die Ursache eines Spannungspneumothorax sein. Besonders beatmete Patienten sind gefährdet. Die Leistungskontrolle der Saugdrainage kann durch Beobachtung des Zeigers am Manometer erfolgen. Abnahme der Sogstärke, besonders in der Einatemphase, weist auf eine insuffiziente Sogleistung hin. Der Anstieg des negativen Drucks legt den Verdacht einer Verstopfung des Systems nahe.

– Kornzange oder Klemme
– Pinzette
– Schere
– ggf. Nahtmaterial oder Klammern

unsteril:
– Flasche mit Desinfektionsmittel
– 2 überzogene Klemmen
– Sogmanometer mit Feinregelventil und Bakterienfilter
– Flaschenständer mit Halterung
– Steckanschluß für zentrale Gasanlage mit Bakterienfilter und Drucksogumwandler
– bei Vakuumanlage: Steckanschluß mit Vakuumregler
– Heftpflaster
– Schere
– Laborscheine

– ggf. Vorrichtung zur Herstellung erforderlicher Höhenunterschiede

– für Drainentfernung und Verbandswechsel werden zusätzlich benötigt:

– Flasche mit Alkohol oder Äther
– Wundspray
– Verbandsschere
– Abwurfbehälter

Durchführung
– Hände waschen
– sterile Handschuhe anziehen
– Sekretflasche unter Wahrung der Sterilität mit Verschlußstöpsel fest verschließen und in die Halterung einstellen
– Vakuumschlauch mit Feinregelventil und

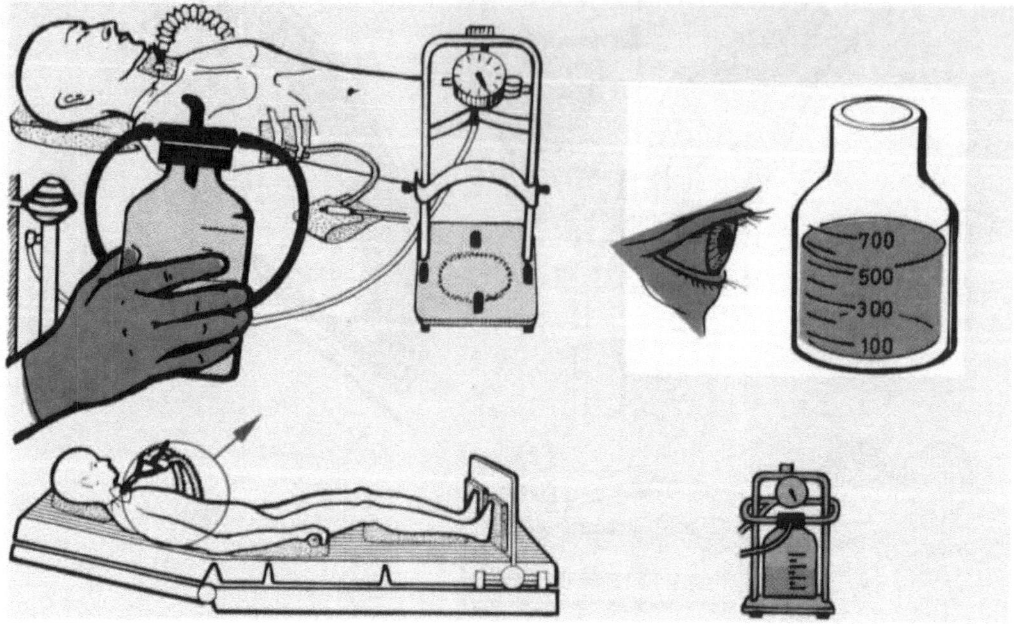

Abb. 28. Wechsel des Vakuumbehälters der Saugdrainage

Merke: Bei Drainage des Pleuraraumes wegen Flüssigkeitsansammlung muß der Vakuumbehälter der Saugdrainage rechtzeitig und regelmäßig gewechselt werden. Gleichzeitig wird der Verbindungsschlauch zwischen Pleuradrainage und Absauggerät unter Einhaltung steriler Bedingungen ausgetauscht. Die abgesaugte Flüssigkeitsmenge muß gemessen und ggf. eine Probe für Laboruntersuchungen entnommen werden.

Manometer fest verbinden und auf Dichtigkeit prüfen
- Absaugschlauch mit Ansatz am Verschlußstöpsel verbinden und Ansatzteil mit steriler Kompresse schützen
- Gerät sicher plazieren und in Gasleitung einstecken
- Drainage mit zwei überzogenen Klemmen abklemmen
- Ableitungsansatz des angeschlossenen Systems und Drainagenende desinfizieren und auseinandernehmen
- Drainagenende mit steriler Kompresse schützen
- Drainagenende und Ansatz der anzuschließenden Ableitung desinfizieren und zusammenfügen
- gewünschte Sogstärke am Feinregelventil einstellen

- Drainagenklemmen vorsichtig eine nach der anderen öffnen
- Saugwirkung und Manometer kontrollieren
- Abknickung der Schläuche vermeiden
- Drainage häufig durchkneten
- bei Drainagenverschluß sofort Arzt benachrichtigen
- bei beatmeten Patienten mit Spannungspneumothorax darf die Drainage nur zum Wechseln der Sekretbehälter abgeklemmt werden
- beim Wechseln der Sekretflaschen soll das Abklemmen die Dauer eines Atemzuges nicht übersteigen
- Sekretflasche darf nie mehr als $3/4$ vollgesogen werden
- nie über Körperebene des Patienten hochheben
- mindestens einmal in 24 Std wechseln

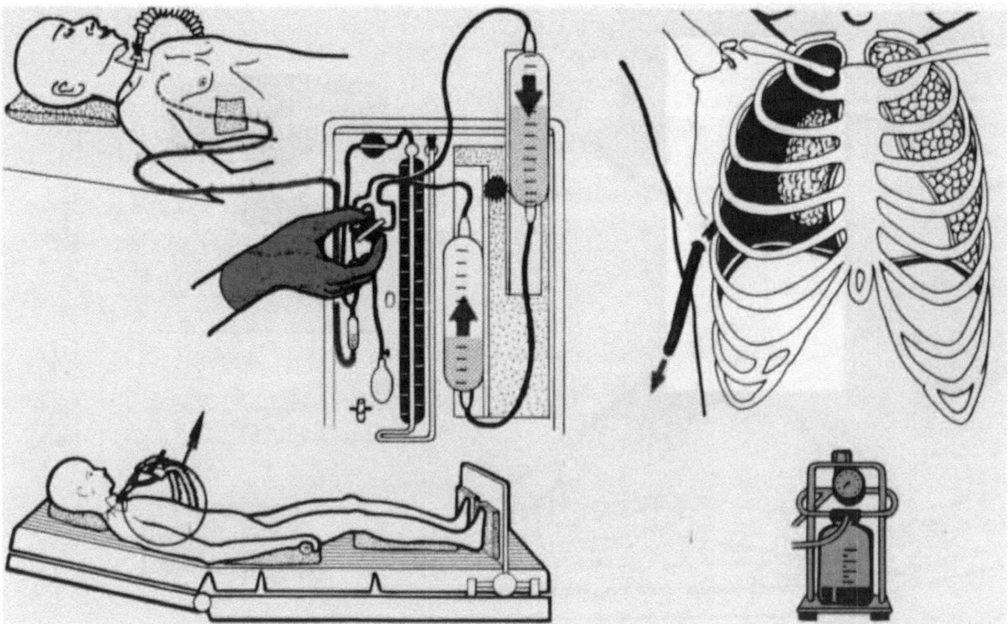

Abb. 29. Anwendung des Pneumothoraxgerätes bei der Drainage des Pleuraraumes

Merke: Mit Hilfe des Pneumothoraxgerätes läßt sich bei definierter Sogleistung die abgesaugte Gasmenge kurzfristig kontrollieren. Hierdurch erhält man Anhaltspunkte über das aus den Bronchien entweichende Volumen. Für eine Daueranwendung eignet sich das Gerät nicht.

— Sekretmenge messen und registrieren
— falls verordnet, Sekretprobe zur Untersuchung entnehmen
— bei vorgeschalteter Wassersäule nach Zusammensetzung des Sauggerätes Wassersäule bis zur gewünschten Höhe mit Flüssigkeit füllen
— Steigrohr zur gewünschten Sogbegrenzung unter den Flüssigkeitsspiegel einführen
— Wassersäule mit dem Sauggerät verbinden
— System an die Drainage anschließen

— das Wasserstrahl-Sauggerät wird wie folgt hergestellt:

— Y-Stück am Wasserhahn anschließen
— an beiden Enden des Y-Stückes die Schlauchverbindungen anschließen
— kurzen Schlauch senkrecht in den Wasserabfluß leiten

— Sogflasche ca. zur Hälfte mit Flüssigkeit füllen
— Verschlußstöpsel dicht aufsetzen und Steigrohr bis unter den Flüssigkeitsspiegel einschieben
— Verbindungsschlauch zum Wasserhahn auf einen Schlauchansatz fest aufsetzen
— auf zweiten Schlauchansatz Verbindungsschlauch zur Sekretflasche aufsetzen
— Sekretauffangflasche mit Verschlußstöpsel fest verschließen
— freies Schlauchende der Sogflasche an die Sekretflasche anschließen
— Drainageverbindungsschlauch auf den noch freien Schlauchansatz der Sekretflasche fest aufziehen
— alle Flaschen sicher plazieren und vor Umstoßen schützen
— Zugang zum Patienten soll nicht behindert sein

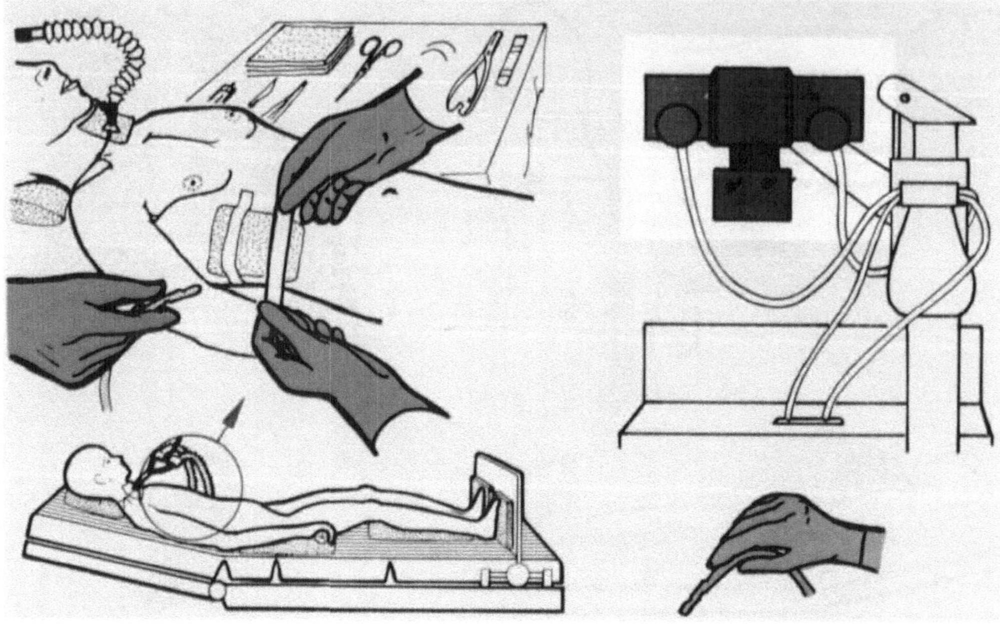

Abb. 30. Entfernen des Drainageschlauches aus dem Pleuraraum

> **Merke:** Das Entfernen des Drainageschlauches erfolgt unter Einhaltung steriler Bedingungen. Anschließend wird eine Thoraxröntgenaufnahme gemacht, um diese mit späteren Kontrollaufnahmen vergleichen zu können.

– Wasserhahn soweit aufdrehen, bis die gewünschte Sogstärke am Flüssigkeitsspiegel des Steigrohres erreicht ist

– das Perthes-System wird wie folgt hergestellt:

– Verbindungsschlauch auf die Schlauchansätze der beiden großen Flaschen fest aufsetzen
– Schlauchverbindung abklemmen
– eine Flasche mit Aqua dest. füllen und auf einen Schemel stellen
– Klemme an Verbindungsschlauch öffnen
– wenn der Niveauunterschied des Flüssigkeitsspiegels beider Flaschen dem gewünschten Sog (z. B. $-20\,\mathrm{cm}\ H_2O$) entspricht, Verbindungsschlauch abklemmen
– Höhe des Flüssigkeitsspiegels der oberen Flasche mit Heftpflaster genau markieren
– Verschlußstöpsel auf die obere Flasche fest

aufsetzen und System an die Pleuradrainage anschließen
– das Perthes-System nach Anschluß an die abgeklemmte Pleuradrainage etwa eine halbe Stunde bezüglich des Absinkens des Flüssigkeitsspiegels der oberen Flasche überprüfen
– Spiegel sinkt etwa 2–3 cm ab, bis ganzes System luftleer ist
– wenn der Wasserspiegel nicht mehr absinkt, kann die Dichtigkeit der Pleura geprüft werden
– nochmals Wasserspiegel der oberen Flasche genau markieren
– Pleuradrainage aufklemmen
– konstanter Wasserspiegel über 4–6 Std ist Zeichen für Dichtigkeit im Pleuraraum
– Pleuradrainage kann entfernt werden

– die Entfernung wird wie folgt vorgenommen:

- Hände waschen
- Handschuhe anziehen
- Material bereitlegen
- Arzt zieht sterile Handschuhe an
- Bettwäsche mit Zellstoff vor Verschmutzung schützen
- Verband vorsichtig lösen und abwerfen
- Haut reinigen
- Naht desinfizieren
- Fäden der Tabaksbeutelnaht werden gelöst
- Stichstellen und Haut um den Drainagekanal desinfizieren
- der Arzt übt bei Entfernung der Drainage mit steriler Kompresse auf die Drainagestelle Druck aus
- der Patient wird zu tiefem Einatmen und Anhalten der Luft aufgefordert
- bei beatmeten Patienten Lunge blähen
- die Drainage wird bei erhaltener Saugwirkung gezogen
- während der Entfernung der Drainage werden die Fäden der Tabaksbeutelnaht angezogen und anschließend verknotet
- die Wunde wird dicht verschlossen
- anschließend Haut desinfizieren und mit Wundspray abdecken
- Wunde mit Verband versehen
- ggf. Dichtigkeit des Verbandes durch luftdichte Auflage sicherstellen
- gebrauchte Instrumente in Desinfektionslösung einlegen
- Handschuhe abwerfen
- Hände waschen
- Thorax-Röntgenaufnahme der Lungenausdehnung veranlassen
- Sauggeräte nach Gebrauch gründlich reinigen, sterilisierbare Teile nach Reinigung und Desinfektion sterilisieren und unter Erhaltung der Sterilität aufbewahren
- Sauggeräte bei Notwendigkeit technisch überprüfen lassen
- Material wegräumen
- Hände waschen
- anschließend Röntgenkontrollaufnahme durch Arzt kontrollieren lassen

Besonderheiten
- bei Thoraxsaugdrainagen erfolgt nach Öffnung der Klemmen am Drainageschlauch

ein kurzfristiges Absinken des eingestellten Unterdrucks
- bei ausreichender Ausdehnung der Lunge pendelt sich der Unterdruck wieder auf der eingestellten Höhe ein und bleibt dann konstant, wenn das System dicht ist
- der Flüssigkeitsspiegel im Schlauchsystem muß sich bei durchgängiger Drainage atemsynchron bewegen
- auftretende Luftblasen im Ableitungsschlauch deuten auf Defekte an der Lungenoberfläche hin
- bei offenem Bronchus und großer innerer Fistel treten stärkere atemsynchrone Druckschwankungen auf
- verstopfte Pleuradrainagen können unter Wahrung der Sterilität über einen eingeführten Katheter mit einem Absauggerät mit hoher Saugleistung wieder durchgängig gemacht werden
- nach Segmentresektion oder Lobektomie werden meist zwei verschiedene Drainagen eingelegt
- eine liegt im Wundgebiet und dient der Sekretdrainage
- eine zweite liegt intrapleural und dient der Luftabsaugung
- bei Lungenoperationen wird immer eine Drainage gelegt zur Erlangung des negativen Druckes im Thoraxinnern und zur Verhütung eines postoperativen Ergusses
- die Drainage wird in der Regel im vorletzten Interkostalraum in der seitlichen oder vorderen Axillarlinie ausgeleitet
- zur Vermeidung postoperativer Blutungen wird bei diesen Drainagen der Sog in den ersten 12 Std nur auf $-8\,cm\ H_2O$ eingestellt und erst dann auf -12 bis $-20\,cm\ H_2O$ erhöht
- nach Pneumektomie ist eine Saugdrainage selten oder nur für kurze Zeit (6–24 Std) erforderlich
- hierfür eignen sich auch Einmalabsauggeräte oder Redonflaschen, weil eine Sogstärke von $-5\,cm\ H_2O$ genügt
- damit Mediastinalverschiebungen vermieden werden, sollte bei diesen Drainagen der eingestellte Sog $-10\,cm\ H_2O$ nicht überschreiten
- bei Drainage von Emphysemresthöhlen mit

inneren Fisteln sowie bei Bronchusfistel und Überdruckbeatmung können Sogeinstellungen bis $-50\,cm\,H_2O$ und noch darüber notwendig werden

- bei vorgeschalteter Wassersäule entweicht der zu hoch eingestellte Sog, sobald die Sogeinstellung am Feinregelventil die Höhe überschreitet, die das Steigrohr in die Flüssigkeit hineinragt
- die zwischengeschaltete Wassersäule ist somit ein Sicherheitsventil, das die Gewähr bietet, daß nur der Sog beim Patienten ankommt, der durch das eingetauchte Steigrohr festgesetzt ist
- durch die aufsteigenden Luftblasen unterliegt die Wirksamkeit der Absaugvorrichtung einer optischen und akustischen Kontrollmöglichkeit

Fehler und Gefahren

- ungenügende Saugleistung bei Defekt der Apparatur, Undichtigkeit des Systems oder Plazierung des Sekretbehälters über der Körperebene des Patienten
- unzureichende Wirkung infolge zu niedrig eingestellter Sogleistung bei zähem Sekret, Bronchusfisteln
- Funktionsausfall bei Ausfall oder Unterbrechung der Gas-, Wasser- oder Stromversorgung
- Funktionsunfähigkeit durch Sekretüberlauf bei Überfüllung der Sekretflasche
- Blockierung der Saugwirkung durch Verstopfung oder Abknicken des Ableitungsschlauches
- Sekretverhaltung durch ungenügenden Sekretabfluß
- Spannungspneumothorax besonders bei Überdruckbeatmung bei Blockierung der Saugwirkung
- lebensbedrohliche Ventilations- und Zirkulationsstörungen bei beatmeten Patienten mit Spannungspneumothorax durch Druckanstieg im Pleuraraum bei zu langer Drainageabklemmung, Drainageverlegung oder ungenügender Sogwirkung
- Eindringen von Luft in den Pleuraraum bei nicht sachgerechtem Abklemmen der Drainageschläuche vor dem Lösen der Verbindung oder falscher Handhabung des Pneumothoraxgerätes
- Herausziehen der Drainage oder Lösen der einzelnen Verbindungen durch unachtsame Handhabung oder mangelhafte Fixierung
- zu frühes Entfernen der Pleuradrainage bei fehlerhafter Handhabung des Perthes-Systems
- Infektion

8. Drainage der Bauchhöhle

8.1. Einführung eines Katheters zur Drainage der Bauchhöhle

Zweck
- Therapie bakterieller und abakterieller Bauchfellentzündung
- Entfernen toxischer Substanzen aus der Bauchhöhle
- Ableiten von Flüssigkeitsansammlungen aus der Bauchhöhle

Organisation
- in der Regel werden Katheter für die Drainage der Bauchhöhle am Ende eines operativen Eingriffes eingeführt
- die Einführung von Kathetern zur Drainage und zur Spülung der Bauchhöhle kann auch auf einer Intensivbehandlungsstation erfolgen
- in der Regel werden mindestens zwei Katheter für die Drainage und für die Spülung der Bauchhöhle eingeführt
- bei bereits eingeführten Kathetern zur Drainage der Bauchhöhle die Position und die zugedachte Funktion der einzelnen Katheter erfragen
- für die Einführung von Kathetern zur Drainage der Bauchhöhle Punktionsstelle im voraus erfragen
- bei Einführung von Kathetern zur Drainage der Bauchhöhle müssen hygienische Gesichtspunkte besonders beachtet werden
- bei der Einführung eines Katheters zur Drainage der Bauchhöhle stellt heraustretende Flüssigkeit eine gefährliche Infektionsquelle dar
- vor Durchführung des Eingriffs Harnblase immer entleeren
- für die Durchführung des Eingriffs sind in der Regel zwei assistierende Kräfte erforderlich

Hygiene
- Hände waschen
- Kopfbedeckung und Mundschutz anziehen
- ggf. Behaarung abrasieren

Desinfektion
- für die Einführung von Kathetern zur Drainage der Bauchhöhle immer die gesamte Hautfläche zwischen Rippenbogen und Leistenbeuge sowie mittlerer Axillarlinie beiderseitig zweimal desinfizieren
- nach Einführung jedes einzelnen Katheters die Instrumente sofort in Desinfektionslösung ablegen

Sterilität
- sterile Handschuhe anziehen
- der Arzt zieht sterilen Kittel und sterile Handschuhe an
- für jede Drainage ist ein eigenes steriles Besteck erforderlich
- jede Einführungsstelle wird vor der Punktion mit dem Trokar mit sterilem Lochtuch abgedeckt

Material

steril:
- Kanülen Nr. 14
- Spritzen à 5 und 10 ml
- Skalpell
- Trokar oder Einmalbesteck für Aszitespunktion
- Katheter zur Einführung durch den Trokar
- Kornzange
- Klemme
- Nadelhalter
- chirurgische Pinzette
- Nahtmaterial (Seide)
- Lochtuch
- Kittel
- Handschuhe

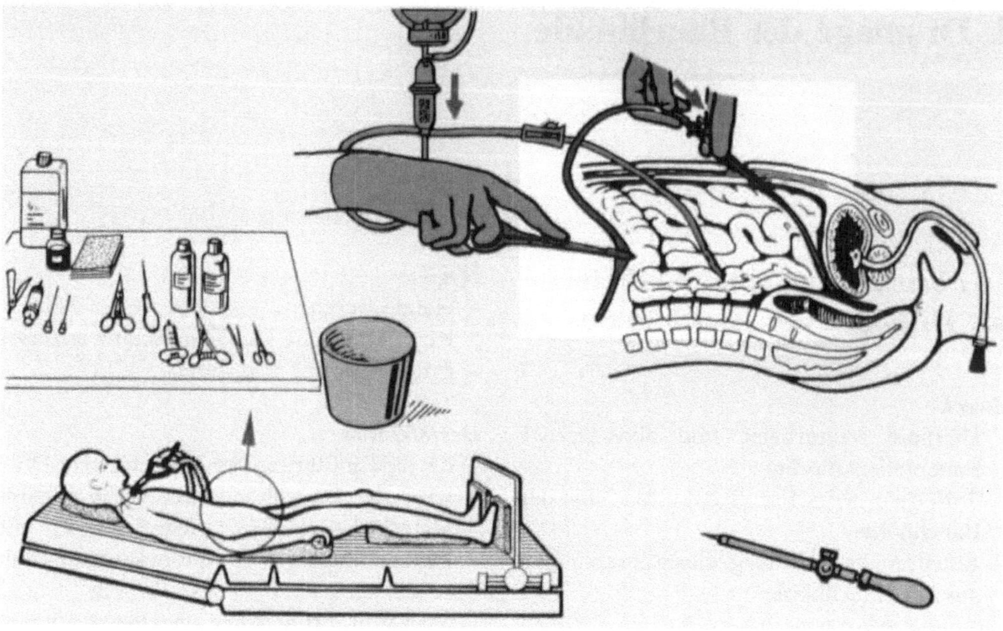

Abb. 31. Drainage des intraperitonealen Raumes

Merke: Bei Patienten in der Intensivbehandlung werden zur Durchführung der peritonealen Dialyse oder zur Spülung des intraperitonealen Raumes bei schweren Infektionen Drainagen durch Punktion eingeführt. Bei der Punktion mit dem Trokar besteht die Gefahr der Verletzung des Darmes. Durch Anspannen der Bauchmuskulatur kann diese Komplikation weitgehendst vermieden werden.

- Kompressen
- Tupfer
- Meßgefäße
- Laborröhrchen

unsteril:
- Ampullen mit Lokalanaesthetikum
- Ampullen mit Medikamenten zur Instillation
- Flaschen mit steriler Spüllösung und Infusionssysteme
- Flasche mit Alkohol oder Äther
- Flasche mit Desinfektionsmittel
- Wundspray
- große Auffanggefäße
- elektrisches Absauggerät
- Heftpflaster
- Schere

- Zellstoff
- Laborscheine
- ggf. Urimeter
- ggf. Rasiermaterial

Durchführung
- Hände waschen
- Material bereitlegen
- Patienten in Rückenlage bringen
- Bett mit Zellstoff schützen
- ggf. Behaarung abrasieren
- Haut entfetten
- Harnblase des Patienten entleeren
- Hände waschen
- Handschuhe anziehen
- steriles Material auf steril abgedecktem Tisch richten und bis zur Durchführung mit sterilem Tuch abdecken

- Flaschen mit Spüllösung und Infusionssystem für den Anschluß an die Drainage richten
- zusätzlich benötigtes Material richten
- Arzt benachrichtigen
- Handschuhe wechseln
- dem Arzt beim Anziehen des sterilen Kittels und der Handschuhe helfen
- Haut zweimal vorschriftsmäßig desinfizieren
- neue, sterile Handschuhe anziehen
- Spritze mit Lokalanaesthetikum und aufgesetzter Kanüle anreichen
- nach erfolgter Lokalanaesthesie Stichstelle desinfizieren
- Lochtuch anreichen
- Skalpell bereithalten
- während der Stichinzision im sterilen Bereich leicht auf die Bauchdecke drücken
- Trokar bereithalten
- Arzt durchstößt die Bauchdecke mit dem Trokar
- während der Punktion den Patienten pressen lassen oder im sterilen Bereich auf die Bauchdecke drücken
- Arzt entfernt das Innenteil des Trokars
- Arzt Drainagekatheter geben
- nach richtiger Plazierung des Katheters wird die Trokarhülle über den liegenden Katheter herausgezogen und der Katheter abgeklemmt
- Trokarhülle dem Arzt abnehmen
- Nadelhalter mit Nadel und Faden sowie eine chirurgische Pinzette dem Arzt anreichen
- der Arzt verschließt die Wunde und fixiert den Katheter mit einem Faden an der Haut des Patienten
- dem Arzt die Instrumente abnehmen
- Punktionsstelle desinfizieren, mit Wundspray abdecken und mit sterilem Verband versehen
- Drainage an steriles Ableitungssystem anschließen und aufklemmen
- benutztes Material wegräumen
- Handschuhe wechseln
- Arzt zieht Kittel und Handschuhe aus
- dem Arzt bei Anziehen eines neuen, sterilen Kittels und steriler Handschuhe helfen
- das Einlegen der zweiten oder weiterer

Drainagen wird in der gleichen Weise durchgeführt
- nach Beendigung der Einführung der Katheter zur Drainage der Bauchhöhle ggf. aufgezogene Spritze zur Medikamenteninstillation anreichen
- nach erfolgter Wundversorgung wird auf ärztliche Anordnung die Spülflüssigkeit mit einem sterilem System an die obere Drainage angeschlossen
- Drainagen so plazieren und fixieren, daß sie nicht abknicken und herausrutschen können
- Patienten bequem lagern
- ggf. abgelassene Flüssigkeit messen und registrieren
- ggf. Laborröhrchen beschriften und mit ausgefülltem Laborschein weiterleiten

Besonderheiten

- die Durchführung mit Einmalpunktionssets ist einfacher und gewährleistet die Sterilität besser
- für die Durchführung der Peritonealdialyse wird meist nur ein Drain in den Douglasraum eingeführt
- die Drainagespitze liegt richtig im Douglasraum, wenn der wache Patient Druck oder Schmerz in der Rektalgegend angibt
- bei einem bewußtlosen Patienten sollte eine Assistenz während der Einführung die richtige Lage der Drainspitze durch rektale Palpierung kontrollieren
- für die Drainage des Peritonealraumes werden vielfach auch doppellumige Katheter eingeführt, die Zuführung und Ableitung über den gleichen Drainagekanal ermöglichen

Fehler und Gefahren

- Blutung durch Verletzung eines größeren Blutgefäßes bei der Punktion
- Verletzung des Darmes mit dem Trokar
- Blutdruckabfall beim Durchstechen der Bauchdecke
- Abflußbehinderung bei Drainageverlegung durch Darmschlingen, Netzgewebe
- Keimeinschleppung
- Keimverschleppung

8.2. Handhabung der Drainage der Bauchhöhle

Zweck
- Ableiten von Flüssigkeiten aus der Bauchhöhle
- Spülen der Bauchhöhle
- Durchführen einer Peritonealdialyse

Organisation
- bei Drainagen zur Ableitung von Flüssigkeiten aus der Bauchhöhle Funktionsfähigkeit der Drainage ständig kontrollieren
- Ableitungssystem mit Sekretbehälter rechtzeitig wechseln
- für die Spülung der Bauchhöhle wird in der Regel sterile physiologische Kochsalzlösung verwendet
- ggf. wird auf ärztliche Anordnung eine sterile Lösung mit antiseptischem Zusatz oder mit Zusatz von Antibiotika oder anderen Medikamenten verwendet
- die Spüllösungen vor der Zufuhr immer auf Körpertemperatur erwärmen
- bei der Spülung der Bauchhöhle Einfuhr und Ausfuhr genau kontrollieren
- die Durchführung der Peritonealdialyse erfolgt unter Anwendung entsprechender Geräte

Hygiene
- Hände waschen
- Handschuhe anziehen
- bei Handhabung der Katheter zur Ableitung von Flüssigkeiten aus dem Bauchraum strengstens auf die Einhaltung der Hygiene achten

Desinfektion
- nach jeder Verschmutzung der Haut die Haut abwischen und desinfizieren
- wiederverwendbares Material nach Gebrauch sofort in Desinfektionslösung legen
- Anschlußteil von Drainagen sowie Zuführungs- und Ableitungssystem vor dem Lösen und Zusammenfügen desinfizieren

Sterilität
- Spüllösung sowie Zuführungs- und Ableitungssysteme müssen steril sein
- bei der Vorbereitung und dem Anschluß an die Drainage sind die Kautelen der Sterilität streng einzuhalten
- Sekretbehälter und wiederverwendbares Ableitungssystem sind nach Gebrauch und Desinfektion zu sterilisieren

Material

steril:
- großer Sekretbehälter
- Flaschenverschlußkappe
- Sekretabsaugschlauch
- Verbindungsschlauch
- Meßgefäß
- Laborröhrchen
- Spritzen
- Kanülen
- Infusionssystem
- Tupfer
- Kompressen
- Handschuhe

- für Drainageentfernung und Verbandswechsel werden zusätzlich benötigt:

- Kornzange oder Klemme
- Pinzette
- Schere
- ggf. Nahtmaterial oder Klammern

unsteril:
- Flaschen mit steriler Spüllösung
- Ampullen mit Medikamenten
- Flasche mit Desinfektionsmittel
- 2 überzogene Klemmen
- Sogmanometer mit Regulierventil
- elektrisches Absauggerät mit Kabel und Steckkontakt
- ggf. Einrichtung für Peritonealdialyse
- Heftpflaster
- Schere
- Laborscheine

- für Drainageentfernung und Verbandswechsel werden zusätzlich benötigt:

- Flasche mit Alkohol oder Äther
- Wundspray

– Verbandsschere
– Abwurfbehälter

Durchführung
– die Spülung der Bauchhöhle wird wie folgt durchgeführt:

– Hände waschen
– Material bereitlegen
– Flasche mit Spüllösung mit Infusionssystem richten
– ggf. Medikamente in Spritzen aufziehen oder der Spüllösung zufügen
– Handschuhe anziehen
– elektrisches Absauggerät wie folgt zusammensetzen:

– Sekretflasche unter Wahrung der Sterilität mit Verschlußstöpsel fest verschließen und in die Halterung einstellen
– Vakuumschlauch mit Regulierventil und Manometer fest verbinden und auf Dichtigkeit prüfen
– Gerät an elektrischen Steckanschluß anschließen und auf Funktionsfähigkeit überprüfen

– Hände waschen
– Ableitungsdrainage abklemmen
– Handschuhe anziehen
– Ableitungsansatz des angeschlossenen Systems und Drainagenende desinfizieren und auseinandernehmen
– Drainagenende mit steriler Kompresse schützen
– Drainagenende und Ansatz des Absaugschlauches desinfizieren und zusammenfügen
– Drainage aufklemmen
– Handschuhe wechseln
– Anschluß der Spüllösung auf die gleiche Weise am Zuführungsdrain vornehmen
– nach Aufklemmen der Drainage Tropfgeschwindigkeit der Spüllösung nach ärztlicher Anordnung einstellen
– Absauggerät einschalten und auf die ärztlich angeordnete Sogstärke einstellen
– Einflußmenge und abgesaugte Menge laufend kontrollieren

– bei Drainageverschluß sofort Arzt benachrichtigen
– bei kontinuierlicher Spülung über längere Zeit zum Wechsel der Flaschen mit Spülflüssigkeit und der Sekretbehälter Absauggerät abstellen und Drainagen kurzfristig abklemmen
– Wechsel in der beschriebenen Form vornehmen
– nach vollständigem Anschluß Drainagen aufklemmen
– Einlaufgeschwindigkeit und Absaugstärke genau einstellen
– bei jedem Wechsel Einlaufmenge registrieren
– Absaugmenge messen und registrieren
– Patienten gut überwachen
– feuchte Verbände durch sterile ersetzen

– die Entfernung der Drainage wird wie folgt durchgeführt:

– Hände waschen
– Handschuhe anziehen
– Arzt zieht sterile Handschuhe an
– Bettwäsche mit Zellstoff vor Verschmutzung schützen
– Verband vorsichtig lösen und abwerfen
– Haut reinigen
– Naht desinfizieren
– Fäden der Tabaksbeutelnaht werden gelöst
– Stichstellen und Haut am Drainagekanal ausreichend desinfizieren
– sterile Kompresse zum Gegendruck auf die Bauchdecke dem Arzt geben
– die Drainage wird gezogen und die Fäden der Tabaksbeutelnaht während des Ziehens fest angezogen und verknotet
– Wunde desinfizieren und mit Wundspray abdecken
– sterilen Verband anlegen
– Handschuhe wechseln

– Entfernung der anderen Drainagen mit neuen sterilen Instrumenten in der gleichen Weise vornehmen
– nach Beendigung Material wegräumen
– Sekretbehälter nach Entleerung und Instrumente in Desinfektionslösung legen
– Hände waschen

Besonderheiten

- die Handhabung der Katheter zur Ableitung von Flüssigkeit aus dem Bauchraum, insbesondere bei Wechsel des Ableitungssystems und des Flüssigkeitsbehälters, muß so durchgeführt werden, daß eine Verschleppung von Keimen ausgeschlossen wird
- Verband am Katheter einer Drainage nach jedem Wechsel des Ableitungssystems erneuern
- das Überfließen abgesaugter Flüssigkeit in den Motor des elektrischen Absauggerätes führt zu Funktionsausfall
- darum ist bei diesen Geräten meist eine kleine Sicherheitsflasche zwischen Sekretbehälter und Motor geschaltet
- die großen elektrischen Sauggeräte verfügen über zwei hintereinandergeschaltete Absaugbehälter
- bei gefüllter Sekretflasche sperrt bei diesen Geräten ein selbsttätig arbeitendes Schwimmerventil die Verbindung zur Vakuumleitung ab
- gleichzeitig entweicht der noch vorhandene Unterdruck über ein anderes Ventil aus der Sekretflasche
- nachdem bei abgestelltem Gerät die Sekretflasche gewechselt ist, gibt ein Fingerdruck auf das Druckausgleichventil das Schwimmerventil wieder frei
- nach Einschaltung ist das Gerät wieder funktionsfähig

- für die Peritonealdialyse gibt es spezielle Geräte mit genauen Dosierungsvorrichtungen für Einlaufmenge und zeitgerechtes Ablassen
- zu Beginn der Spülung können bis maximal 1,5 l Flüssigkeit im Bauchraum zurückbleiben
- bei fortlaufender Spülung sollte jedoch die abgelassene Flüssigkeit eher größer sein als die infundierte
- zur Verhütung von Fibrinbildung und Verstopfung der Katheteröffnung erfolgt auf ärztliche Anordnung der Zusatz von Heparin (500–1000 E/l) zu der Spüllösung
- die rasch auftretende Verklebung der Darmschlingen kann eine langfristige effektive Anwendung der Spülung verhindern

Fehler und Gefahren

- Verschmutzung der Haut bei Wechsel des Ableitungssystems und des Flüssigkeitsbehälters
- Verschleppung von Keimen
- Verlegung und Abknickung von Kathetern
- Austritt der infundierten Flüssigkeit durch den Drainagekanal bei ungenügender Abdichtung
- Entgleisung des Wasser- und Elektrolythaushaltes
- Eiweißverluste
- Infektion

Katheter

9. Harnblasenkatheter

9.1. Einführen des Harnblasenkatheters

Zweck
- Entleeren der Harnblase
- Kontrolle der Urinausscheidung
- Verhüten von Komplikationen bei Harnin-kontinenz in der Intensivbehandlung
- Spülung der Harnblase bei Blutung
- Schienung der Harnröhre nach operativen Eingriffen an der Harnröhre
- Wechsel eines Harnblasenkatheters

Organisation
- Einführen eines Blasenkatheters erfolgt auf ärztliche Anordnung
- bei vorhandener Harnröhrenverengung wird der Blasenkatheter in der Regel durch den Arzt eingeführt
- bei Schwierigkeiten während des Einführens eines Blasenkatheters Arzt sofort benachrichtigen
- das Einführen eines Blasenkatheters erfolgt in der Regel in flacher Rückenlage
- bei Frauen erleichtert eine leichte Beckenhochlagerung die Einführung
- vor Beginn benötigtes Material auf fahrbarem Wagen für bequeme und hygienisch einwandfreie Arbeitsweise sinnvoll anordnen

Hygiene
- Hände waschen
- Haarbedeckung und Mundschutz anziehen
- strengste Beachtung aller Hygieneregeln

Desinfektion
- Genitalgegend mit Desinfektionslösung reinigen
- Harnröhrenmündung und -umgebung gründlich desinfizieren

Sterilität
- sterile Handschuhe anziehen
- nur sterile Einmalkatheter einführen
- steriles Material erst kurz vor der Durchführung der sterilen Packung entnehmen

Material

steril:
- Einmal-Katheter-Set, bestehend aus:

  Abdecktuch
  Schlitztuch
  Handschuhe
  Blasenkatheter mit Auffangbeutel, ggf. mit geschlossenem Harnableitungssystem
  Tupfer zur Desinfektion
  Desinfektionslösung
  Kathetergleitmittel
  Pinzette
  Spritze mit Flüssigkeit zum Aufblocken des Ballons

- Katheterstöpsel
- Kompressen
- Auffangschale
- Einmalhandschuhe
- ggf. Laborröhrchen

unsteril:
- Flasche mit Desinfektionslösung
- wasserdichte Unterlage
- 1 überzogene Klemme
- ggf. Lampe
- Abwurfbehälter
- als Reserve 2 einzeln verpackte Katheter verschiedener Stärke

Durchführung
- die Einführung des Blasenkatheters wird bei Frauen wie folgt durchgeführt:

- für gutes Licht sorgen
- Becken leicht erhöht lagern
- Beine spreizen
- Hände waschen
- Umgebung der Öffnung der Harnröhre mit Desinfektionslösung und sterilen Kompressen waschen
- steriles Tuch unterlegen
- sterile Handschuhe anziehen
- eine Hand mit Zeigefinger und Daumen die Scheide öffnen
- andere Hand mit lösungsgetränktem Tupfer von oben nach unten linke äußere Schamlippe desinfizieren und Tupfer abwerfen
- mit neuem Tupfer rechte äußere Schamlippe desinfizieren und Tupfer abwerfen
- eine Hand äußere Schamlippe auseinanderhalten
- andere Hand wie oben linke innere Schamlippe desinfizieren
- mit neuem Tupfer rechte innere Schamlippe desinfizieren
- eine Hand innere Schamlippe auseinanderhalten
- andere Hand mit neuem Tupfer Scheidenmitte von oben nach unten desinfizieren und Tupfer abwerfen
- neuen Tupfer vor die Harnröhrenmündung legen
- neue sterile Handschuhe anziehen
- steriles Schlitztuch auflegen
- sterile Auffangschale bereitstellen
- eine Hand mit Daumen und Zeigefinger innere Schamlippe spreizen
- andere Hand vorsichtig mit steriler Pinzette liegenden Tupfer von der Harnröhrenöffnung vor die Scheidenöffnung drücken
- sterile Auffangschale so legen, daß bei Urinfluß aus dem Katheter der Urin in die Schale ablaufen kann
- Katheter weit genug von der Spitze entfernt zwischen Ringfinger und kleinen Finger klemmen
- Katheterspitze mit steriler Pinzette fassen
- vorsichtig in die Harnröhre einführen und in die Blase vorschieben
- Katheter in der erreichten Position halten und abwarten, bis die Blase weitgehendst entleert ist

- sobald Urin in die Auffangschale abgeflossen ist, wird der Ballon des Katheters gefüllt
- sterile Pinzette ablegen
- Katheter vorsichtig ohne Zug mit überzogener Klemme abklemmen und auf die sterile Unterlage legen
- die Füllung des Ballons erfolgt mittels Spritze mit sterilem Aqua dest.
- Kochsalzlösung ist wegen Salzablagerung im Ballon nicht geeignet
- nach Auffüllen des Ballons Katheter leicht anziehen, damit der Ballon in der Blase vor der Öffnung der Harnröhre zu liegen kommt
- Tupfer vor dem Scheideneingang mit der Pinzette entfernen
- ggf. Urin für Laboruntersuchung abnehmen
- Schlitztuch entfernen
- bei der Entfernung des Schlitztuches darauf achten, daß die Katheteröffnung nicht mit unsterilem Material in Berührung kommt
- Katheter mit steriler Zuleitung des Auffangbeutels verbinden
- Blasenkatheter am Eingang in die Harnröhre mit einem sterilen, dick mit antibiotischer Salbe bestrichenen Tupfer umwickeln
- ggf. Urinprobe ins Labor schicken
- Handschuhe abwerfen
- Material wegräumen
- Hände waschen

- die Einführung des Blasenkatheters wird bei Männern wie folgt vorgenommen:

- für gutes Licht sorgen
- Patienten flach auf den Rücken lagern
- Hände waschen
- Penis mit in Desinfektionslösung getränkter steriler Kompresse waschen
- steriles Tuch unterlegen
- sterile Handschuhe anziehen
- mit der einen Hand ggf. Vorhaut zurückziehen
- einen sterilen Tupfer mit Klemme fassen
- Tupfer mit Desinfektionslösung tränken
- Glans mit dem lösungsgetränkten Tupfer desinfizieren

- bei Desinfektion der Glans jeweils bei der Harnröhrenöffnung anfangen
- Vorgang dreimal wiederholen
- für jeden wiederholten Vorgang neue sterile Tupfer mit Desinfektionslösung verwenden
- Penis auf sterile Kompresse legen
- neue sterile Handschuhe anziehen
- steriles Schlitztuch auflegen
- sterile Auffangschale bereitstellen
- mit Zeigefinger und Daumen Penis in unmittelbarer Nähe der Glans fassen
- dabei bleibt ggf. die Vorhaut weiterhin zurückgezogen
- sterile Auffangschale so legen, daß bei Urinfluß aus dem Katheter der Urin in die Schale ablaufen kann
- Katheterspitze mit steriler Pinzette fassen
- Katheterspitze mit sterilem Gleitmittel bestreichen
- Penis anheben und mit einer leichten Neigung zum Bauch hin gestreckt halten
- Katheterspitze vorsichtig in die Harnröhre einführen und mit der Pinzette vorschieben
- beim Passieren der Prostata keine Gewalt anwenden
- ggf. Penis in gestreckter Haltung mit einer Neigung zum Skrotum hin halten und Katheter dabei vorschieben
- Katheter in erreichter Position halten und abwarten, bis die Blase weitgehendst entleert ist
- sobald Urin in die Auffangschale abgeflossen ist, wird der Ballon des Katheters gefüllt
- sterile Pinzette ablegen
- Katheter vorsichtig ohne Zug mit überzogener Klemme abklemmen und auf die sterile Unterlage legen
- die Füllung des Ballons erfolgt mittels Spritze mit sterilem Aqua dest.
- Kochsalzlösung ist wegen Salzablagerung im Ballon nicht geeignet
- ggf. Vorhaut wieder vorschieben
- Katheter mit steriler Zuleitung des Auffangbeutels verbinden
- Blasenkatheter am Eingang in die Harnröhre mit einem sterilen, dick mit antibiotischer Salbe bestrichenen Tupfer umwickeln

- Schlitztuch entfernen
- bei der Entfernung des Schlitztuches darauf achten, daß die Katheteröffnung nicht mit unsterilem Material in Berührung kommt
- ggf. Urinprobe ins Labor schicken
- Handschuhe abwerfen
- Material wegräumen
- Hände waschen

Besonderheiten

- bei Männern kann zum Sammeln des Urins anstatt des Blasenkatheters ein sogenanntes Urin-Kondom zur Anwendung kommen
- Urinkondome bringen die Gefahr der Infektion und Mazeration der Haut mit sich
- Katheterdurchmesser ist nach Charriere-Skala numeriert
- die Auswahl erfolgt nach Alter und Konstitution
- es sollten zwei verschiedene Nummern einzeln steril verpackt als Reserve bei der Einführung bereitgelegt werden
- normale Nummer für Erwachsene:
  Frauen 16–20 Charr.
  Männer 18–24 Charr.
- bei sicherer steriler Einführungstechnik kann der Auffangbeutel bzw. das geschlossene Ableitungssystem vor Einführen des Katheters bereits mit diesem verbunden werden
- es gibt Katheter, bei denen das Füllmaterial für den Ballon des Harnblasenkatheters bereits im Kontrollballon untergebracht ist
- bei solchen Kathetern genügt zur Füllung des Ballons des Harnblasenkatheters ein Druck auf den Kontrollballon
- überfüllte Blase nur fraktioniert über einen längeren Zeitraum entleeren
- nach Elektroresektion werden Ballonkatheter mit größerer Ballonkapazität (30–50 ml) verwendet
- ggf. erfolgt die Einführung durch den Arzt unter Sicht mit Hilfe der prograden Zystoskopie bzw. Uretroskopie
- sowohl zum Einmalkatheterisieren als auch zum Legen eines Dauerkatheters haben sich geschlossene Drainagesysteme bewährt

- Sets zum Einmalkatheterisieren und zum Legen eines Dauerkatheters sind erhältlich
- die Verwendung von geschlossenen Systemen zum Katheterisieren der Harnblase haben die Kontaminationsgefahr wesentlich verringert
- sowohl das Entleeren des Urinbeutels als auch die Entnahme von Urin für bakteriologische Untersuchungen sind mühelos möglich
- bei geschlossenen Systemen verhindert ein Rückflußventil den Reflux von evtl. kontaminiertem Urin in die Harnblase
- der Urinauffangbeutel sollte jedoch auch bei geschlossenem System nicht über das Niveau der Harnblase angehoben werden
- geschlossene Systeme erlauben eine hygienische Arbeitsweise, da der evtl. konkaminierte Urin im geschlossenen System verbleibt und damit die Umgebung und andere Patienten nicht gefährdet
- geschlossene Drainagesysteme für die Katheterisierung der Harnblase erlauben eine längere Liegedauer des Harnblasenkatheters
- der Wechsel des Katheters, auch bei Anwendung von geschlossenen Drainagesystemen, erfolgt auf ärztliche Anweisung
- eine allgemein gültige Regel für die mögliche Liegedauer kann nicht aufgestellt werden
- die Handhabung von geschlossenen Drainagesystemen für die Katheterisierung der Harnblase muß ebenfalls unter Einhaltung hygienischer Vorschriften und soweit erforderlich sterilen Kautelen erfolgen

Fehler und Gefahren
- Keimeinschleppung infolge mangelhafter Asepsis bei der Einführung eines Blasenkatheters
- aufsteigende Harnwegs- und Niereninfektion
- Schleimhautverletzungen bei nicht sachgemäßer Einführungstechnik
- Harnröhrenstriktur, evtl. Fistel, als Folge unsachgemäßer Einführung des Blasenkatheters
- dauernder Fremdkörperreiz der Blase durch länger liegenden Blasenkatheter

- Gliedödem bei zirkulärer Heftpflasterbefestigung des Katheters
- Vorhautödem und Drosselung des venösen Abflusses aus der Glans als Folge nicht wieder vorgezogener Vorhaut

9.2. Handhabung des Harnblasenkatheters

Zweck
- Aufrechterhalten eines physiologischen Spannungszustandes der Harnblase
- Verhüten einer Schrumpfblase
- Überwachen der Harnausscheidung
- Ermittlung der täglichen Ausscheidungsgrößen durch den Urin
- Verhüten unbeabsichtigter Entfernung des Blasenkatheters
- Verhüten von Infektionen

Organisation
- Harnblasenkatheter nur von Zeit zu Zeit öffnen, damit das Füllen und Entleeren der Harnblase auch bei liegendem Blasenkatheter rhythmisch erfolgt
- bei der Festlegung der Zeitabstände für das Öffnen des Blasenkatheters müssen besondere Umstände, z. B. Diabetes insipidus, große Flüssigkeitszufuhr, Osmo-Onkotherapie, berücksichtigt werden
- die Kontrolle der Harnausscheidung wird in der Regel bei eingeschränkter Nierenfunktion und bei Patienten im Schock erforderlich
- bei Kontrolle der Urinausscheidung erfolgt das Öffnen und Schließen des Harnblasenkatheters in der Regel entsprechend einer ärztlichen Anordnung
- das korrekte Sammeln des 24 Stunden-Urins ist für die Bilanzierung der Patienten in der Intensivbehandlung sehr wichtig
- der liegende Harnblasenkatheter bringt immer die Gefahr der Einwanderung von Bakterien in die ableitenden Harnwege mit sich
- entzündliche Prozesse und bakterielle Besiedlung führen zur Trübung des sonst klaren Urins

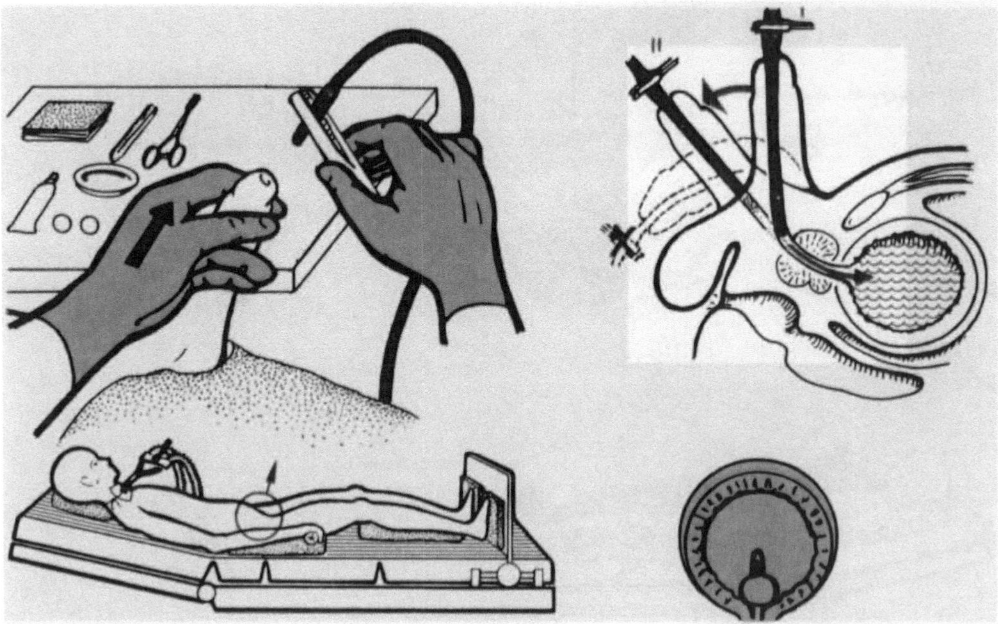

Abb. 32. Einführung eines Katheters in die Harnblase

Merke: Die Einführung eines Katheters in die Harnblase bei Männern bereitet manchmal technische Schwierigkeiten. Die erste Biegung der Harnröhre läßt sich beim liegenden Patienten am ehesten durch Streckung des Gliedes in die senkrechte Richtung überwinden. Die Enge und die zweite Biegung überwindet man am besten, indem man das Glied gestreckt in eine Winkelstellung von etwa 45° bringt und gleichzeitig den Katheter in die Harnblase vorschiebt. Sorgfältige Auswahl der Stärke des Katheters, Verwendung eines Gleitmittels und Sterilität sind geboten.

- starke Trübung oder rötliche Verfärbung des Urins dem Arzt sofort melden
- vor Lagerung des Patienten an den Harnblasenkatheter denken
- Zug am Harnblasenkatheter vermeiden
- bei unruhigen Patienten Harnblasenkatheter so fixieren, daß ein versehentliches Entfernen nach Möglichkeit vermieden wird
- Harnblasenkatheter vor Verschmutzung, z. B. Stuhl, ständig schützen

Hygiene
- Hände waschen
- Handschuhe anziehen
- Verunreinigung des Katheters verhüten
- Harnröhreneingang und Innenlumen des Katheters vor Keimeinwanderung schützen

- beim Lösen der Verbindung zum Urinauffangbeutel Regeln der Asepsis beachten
- Keimverschleppung vermeiden

Desinfektion
- laufende Desinfektion des aus der Harnröhre ragenden Katheterteils und der umgebenden Hautpartien
- Verwendung von Einmalstöpseln
- ggf. Aufbewahrung des Katheterverschlußstöpsels in Desinfektionslösung
- Verbindungsstelle des Katheters und des Zuleitungsschlauches zum Auffangbeutel vor jeder Trennung desinfizieren
- das aus der Harnröhre herausragende Katheterteil nach jeder Verschmutzung

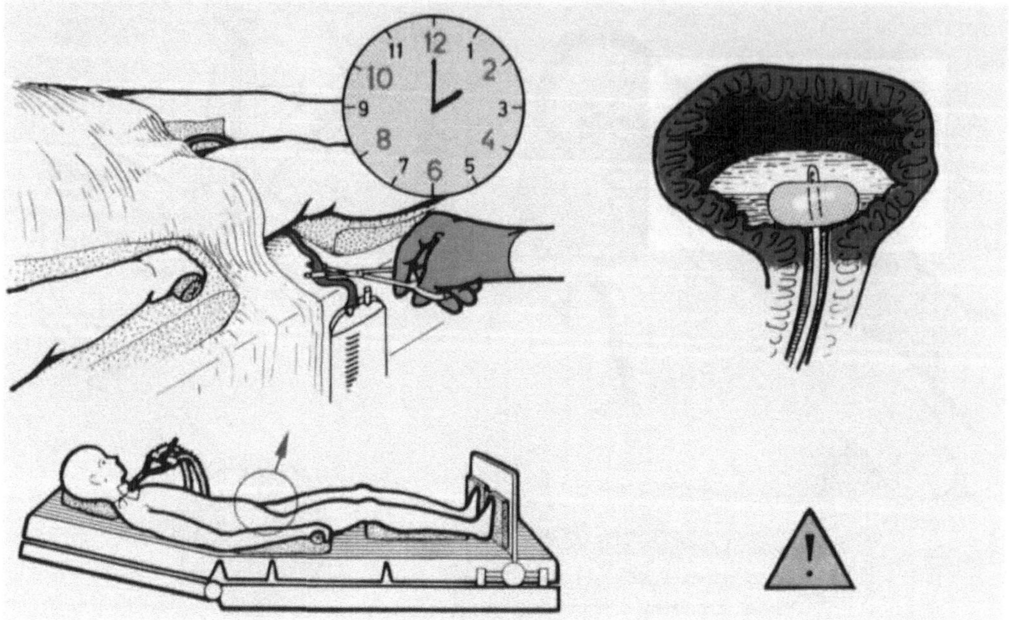

Abb. 33. Handhabung des Blasenkatheters

Merke: Die Entleerung der Harnblase durch den Blasenkatheter erfolgt in der Regel in 2-stündigem Abstand. Bei Überfüllung der Harnblase tritt Urin neben dem Katheter durch die Harnröhre aus. Eine Infektion kann die Folge sein. Steter Abfluß, insbesondere über längere Zeit, kann die Funktionsfähigkeit der Muskulatur der Harnblase beeinträchtigen.

gründlich reinigen und zwischenzeitlich häufig desinfizieren

Sterilität
- nur sterile Auffangbeutel mit Luftfilter verwenden
- Zuleitung zum Auffangbeutel mit steriler Kompresse keimfrei halten
- am Blasenkatheter nur mit sterilen Handschuhen arbeiten

Material

steril:
- Handschuhe
- Auffangbeutel
- Tuch
- Kompressen
- Tupfer

- Katheterstöpsel
- ggf. Urimeter mit Luftfilter
- ggf. Laborröhrchen

unsteril:
- Flasche mit Desinfektionsmittel
- antibiotische Salbe
- ggf. Gefäß mit Desinfektionslösung zum Aufbewahren des Katheterstöpsels
- 3 überzogene Klemmen
- ggf. Urometer mit Standglas
- ggf. Laborscheine

Durchführung
- die Entleerung der Harnblase wird wie folgt durchgeführt:

- Hände waschen
- Handschuhe anziehen

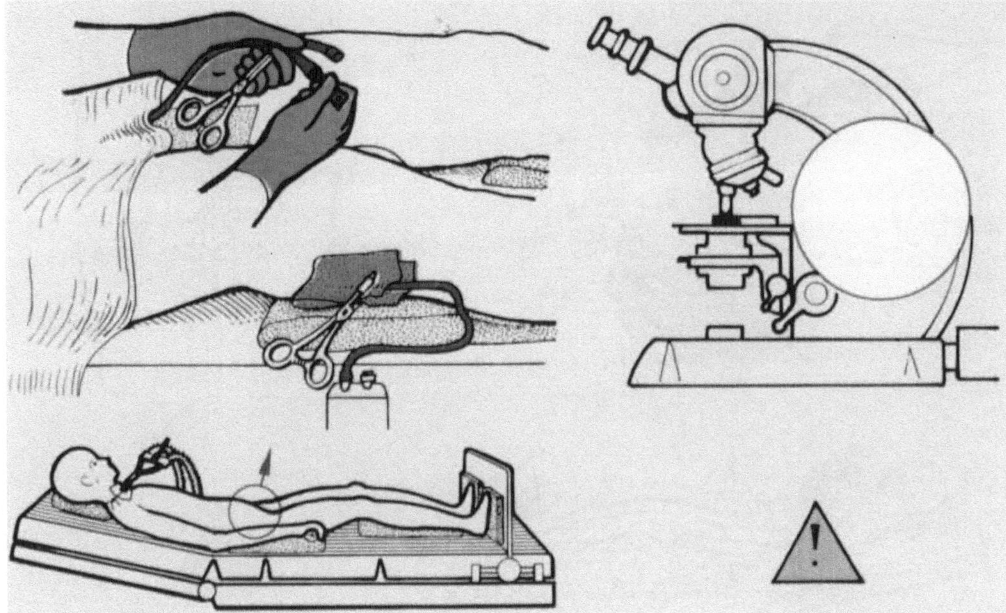

Abb. 34. Wechsel des Urinbeutels

Merke: Vor jedem Öffnen des Schlauchsystems muß die Verbindungsstelle desinfiziert und mit steriler Kompresse umschlossen werden. Sowohl Katheter als auch Verbindungsschlauch werden abgeklemmt. Nach der Trennung wird die Katheteröffnung mit sterilem Stöpsel verschlossen; die Kompresse verbleibt am Verbindungsschlauch. Durch diese Arbeitsweise wird bei der Trennung die Verschmutzung durch Urin verhütet.

- Sperrvorrichtung am Zuleitungsschlauch zum Auffangbeutel öffnen
- sich vom Harnabfluß überzeugen
- Beschaffenheit des Harns kontrollieren
- ggf. Trübung oder Verfärbung dem Arzt melden
- ggf. Harnmenge messen
- ggf. Harnprobe in steriles Röhrchen entnehmen
- nach Entleerung der Harnblase Zuleitungsschlauch zum Auffangbeutel abklemmen
- Harnröhreneingang kontrollieren
- ggf. sterilen Tupfer mit antibiotischer Salbe ausgezogen vor der Harnröhrenöffnung um den Katheter legen und fixieren
- Verbindungsstück zwischen Harnblasenkatheter und Ableitungsschlauch zum Auffangbeutel kontrollieren
- ggf. mit Desinfektionslösung getränkter steriler Kompresse umwickeln und die Kompresse fixieren
- Füllungszustand des Katheterballons kontrollieren
- Lage des Katheters bzw. des Zuleitungsschlauches zum Auffangbeutel kontrollieren
- Druckstellen an der Haut dürfen nicht entstehen
- bei auf dem Rücken liegenden Patienten Schlauchsystem unterhalb der Kniekehle zum Rand des Bettes leiten
- Fixierung des Ableitungssystems am Bett kontrollieren
- Handschuhe abwerfen
- Material wegräumen
- Hände waschen
- ggf. Urinprobe in das Labor schicken bzw. sofort in den Kühlschrank stellen

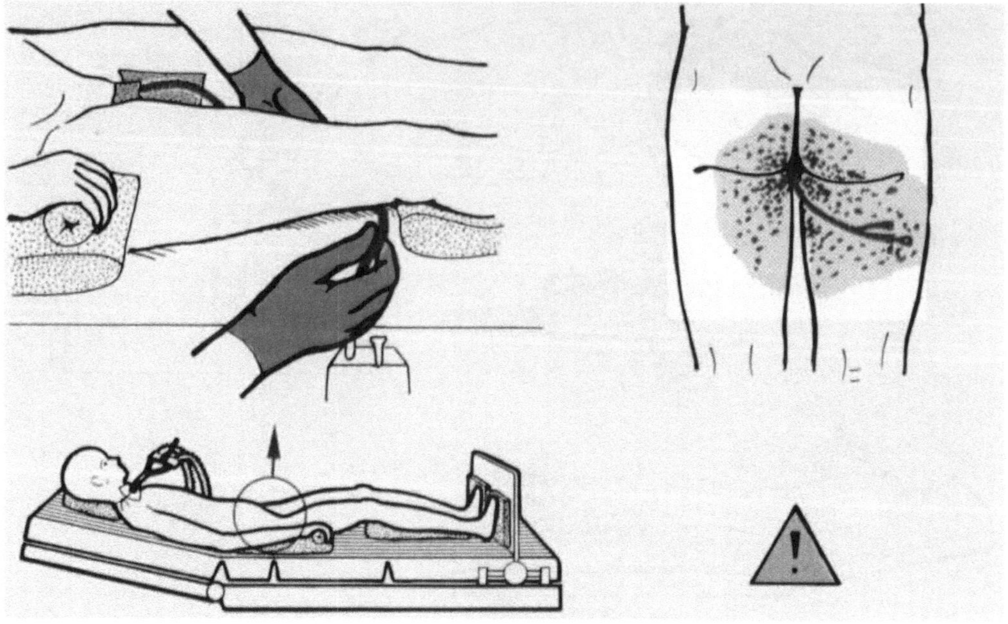

Abb. 35. Verhütung von Infektionen bei Patienten mit Blasenkatheter

Merke: Durch die äußere Öffnung der Harnröhre und durch die Verbindungsstellen können Bakterien in die Harnblase eindringen. Der Blasenkatheter muß in der gesamten Länge isoliert und besonders vor Verschmutzung durch Kot geschützt werden. Das Schlauchsystem wird zwischen den Oberschenkeln bis zur Kniehöhle und erst dann unter dem Knie zum Bettrand geführt und dort fixiert. Die Lagerung des Beines muß so erfolgen, daß Druckstellen durch den Katheter vermieden werden.

— das Wechseln des Auffangbeutels wird wie folgt durchgeführt:

— Hände waschen
— Material bereitlegen
— Handschuhe anziehen
— Harnblasenkatheter bzw. Zuleitungsschlauch zum Auffangbeutel mit sterilem Tuch unterlegen
— ggf. mit Desinfektionsmittel getränkte Kompresse entfernen
— Verbindungsstelle zwischen Harnblasenkatheter und dem Zuleitungsschlauch zum Auffangbeutel zweimal desinfizieren
— Verbindungsstelle mit steriler Kompresse umhüllen
— Harnblasenkatheter so abklemmen, daß gleichzeitig die sterile Kompresse am Katheter fixiert wird
— Zuleitungsschlauch zum Auffangbeutel abklemmen
— dabei darf die sterile Kompresse nicht mit abgeklemmt werden
— Zuleitungsschlauch zum Auffangbeutel vom Katheter lösen
— Katheter mit sterilem Tupfer vorsichtig abklemmen
— Auffangbeutel mit Zuleitungsschlauch entfernen
— neuen Auffangbeutel in die Halterung einhängen
— Schutzkappe am Konus des Zuleitungsschlauches unter Wahrung der Sterilität abklemmen

– Zuleitungsschlauch an den Katheter anschließen
– Zuleitungsschlauch zum Auffangbeutel abklemmen
– Klemme und sterile Kompresse vom Blasenkatheter entfernen und abwerfen
– ggf. Verbindungsstelle mit in Desinfektionslösung getauchter steriler Kompresse umwickeln und Kompresse fixieren
– Klemme am Ableitungsschlauch des neuen Auffangbeutels kurz öffnen und Harnfluß kontrollieren
– danach wieder schließen
– steriles Tuch entfernen
– Ableitungsschlauch am Bett fixieren
– Handschuhe abwerfen
– Material wegräumen
– Hände waschen

Besonderheiten
– bei Patienten in Rückenlage liegt der Katheter bzw. der Zuleitungsschlauch zum Auffangbeutel unterhalb der Kniekehle
– Haut in der Kniekehle mit Kompresse vom Katheter bzw. Zuleitungsschlauch trennen
– bei Patienten in der rechten Seitenlage wird der Auffangbeutel rechts am Bett aufgehängt
– bei Patienten in der linken Seitenlage wird der Auffangbeutel links am Bett aufgehängt
– die Lage des Katheters bzw. des Zuleitungsschlauches zum Auffangbeutel einschließlich Auffangbeutel bei jedem Lagewechsel des Patienten entsprechend ändern
– bei ruhigen bzw. relaxierten Patienten Zuleitungsschlauch am Bett fixieren
– bei unruhigen Patienten den Katheter und den Zuleitungsschlauch am Bein fixieren, damit ein Herausreißen des Katheters bzw. Trennen des Zuleitungsschlauches vom Katheter vermieden wird
– den am Patienten fixierten Katheter bzw. Zuleitungsschlauch immer vor dem Fixieren mit Kompressen unterlegen
– bei dem Zeitplan für Schließen und Öffnen des Katheters bzw. des Zuleitungsschlauches zum Auffangbeutel besondere Umstände, z. B. Diabetes insipidus, Osmo-Onkotherapie usw. beachten

– Überfüllung der Harnblase vermeiden
– bei Verstopfung des Harnblasenkatheters Katheter mit steriler Flüssigkeit vorsichtig anspülen
– ggf. Katheterstöpsel in Desinfektionslösung so aufbewahren, daß der in den Katheter reichende Teil des Stöpsels ganz von der Lösung bedeckt ist und der Griff nach oben ragt
– Harnblasenkatheter ohne Verbindung zu einem Auffangsystem soll immer zugestöpselt werden, auch wenn der Katheter abgeklemmt ist
– offenes Katheterende begünstigt eine Infektion
– die Überwachung der Urinausscheidung bei liegendem Harnblasenkatheter erfolgt durch Zwischenschaltung eines Urimeters mit Luftfilter
– mit Hilfe eines Uritonometers läßt sich der Druck in der Harnblase messen
– Urin zur bakteriologischen Untersuchung wird in ein steriles Röhrchen entnommen
– steriles Röhrchen mit Urin sofort in den Kühlschrank stellen und dort belassen, bis es zur Untersuchung gebracht wird

Fehler und Gefahren
– versehentliches Entfernen des Harnblasenkatheters
– Verstopfung des Harnblasenkatheters
– Störung der Harnblasenfunktion bei Offenlassen des Harnblasenkatheters über längere Zeit
– Entzündung der Schleimhaut in der Harnblase
– Blutung aus der Harnblase
– Infektion durch Harnblasenkatheter

9.3. Blasenspülung und Einführen von Medikamenten

Zweck
– postoperative Behandlung von Blutungen nach Entfernen der Vorsteherdrüse
– postoperative Behandlung nach Blasenoperationen

Harnblasenkatheter

- Behandlung von Blutungen aus der Harn-
  blase
- Behandlung von Infektionen der Harnblase
- fraktionierte Spülung der Harnblase bei
  Blasenlähmung
- Behandlung von Funktionsstörungen der
  Harnblase

Organisation

- bei Einführen von Medikamenten in die
  Harnblase genau nach ärztlicher Anordnung verfahren
- die Spülung der Harnblase erfolgt in der
  Regel mit Spülflüssigkeiten, die entweder
  auf Zimmertemperatur oder auf Körpertemperatur erwärmt werden
- die Spülung der Harnblase erhöht die Gefahr der Einschleppung von Keimen
- Spülung der Harnblase nur nach ärztlicher
  Anordnung vornehmen
- für die Durchführung der Spülung der
  Harnblase nach Entfernen der Vorsteherdrüse wird durch den behandelnden Arzt
  die Meinung des Operateurs eingeholt
- bei Spülung der Harnblase mit größeren
  Mengen Spülflüssigkeit Spülsystem ständig
  kontrollieren
- Überfüllung der Harnblase vermeiden
- Durchgängikeit der Katheter wiederholt
  prüfen
- bei längerfristiger Behandlung einer Funktionsstörung der Harnblase wird die fraktionierte Spülung unter Anwendung des
  Tidal-Systems vorgenommen
- die Höhe des Siphondruckes und die
  Tropfgeschwindigkeit der Spülflüssigkeit
  bei Anwendung des Tidal-Systems vom
  Arzt erfragen
- bei starken Blutungen aus der Harnblase
  kann die Anwendung eines suprapubischen
  Harnblasenkatheters erforderlich werden
- eine Assistenz ist ggf. erforderlich

Hygiene

- Hände waschen
- Handschuhe anziehen
- Verunreinigung des Katheters verhüten
- Harnröhreneingang und Innenlumen des
  Katheters vor Keimeinwanderung schützen
- Verunreinigung vermeiden

- beim Lösen der Verbindung zum Urinauffangbeutel Regeln der Asepsis beachten
- Keimverschleppung vermeiden

Desinfektion

- Verbindungsstellen zwischen Spülsystem,
  Harnblasenkatheter und Zuleitungs-
  schlauch zum Auffangbeutel vor jeder
  Trennung desinfizieren

Sterilität

- nur sterile Spülsysteme verwenden
- nur sterile Flüssigkeit zur Spülung der
  Harnblase verwenden
- bei Handhabung des Spülsystems sterile
  Handschuhe anziehen

Material

steril:

- Handschuhe
- 3 überzogene Klemmen
- 2 Meßgefäße
- Blasenspritze (50–100 ml)
- Ansatzstück
- Auffangefäß
- Katheterstöpsel
- Tuch
- Kompressen
- Tupfer

- für die Anwendung des Tidal-Systems werden zusätzlich benötigt:

- Infusionsflasche mit desinfizierender Spül-
  flüssigkeit
- Infusionssystem
- Aufanggefäß
- Verbindungsschläuche
- Meßsteigrohr
- Siphonsteigrohr
- Siphonschlauchverbindung

unsteril:

- ggf. Ampullen mit Medikamenten
- Flasche mit sterilem Desinfektionsmittel
- Flasche mit steriler Spülflüssigkeit
- ggf. Gefäß mit körperwarmer Flüssigkeit
  zum Erwärmen der Spülflüssigkeit

– ggf. Gefäß mit eiskaltem Wasser zur Kühlung der Spülflüssigkeit
– 2 überzogene Klemmen

– für die Anwendung des Tidal-Systems werden zusätzlich benötigt:

– Infusionsständer mit zwei Klemmvorrichtungen für Steigrohr und Siphon
– Hängevorrichtung für Auffanggefäß am Bett
– Schale

Durchführung
– Hände waschen
– benötigtes Material bereitlegen
– ggf. Spülflüssigkeit erwärmen
– ggf. Spülflüssigkeit abkühlen
– ggf. Spülflüssigkeit mit Medikamenten bereitstellen
– Handschuhe anziehen
– Klemme bzw. Verschlußvorrichtung am Zuleitungsschlauch zum Auffangbeutel öffnen und Urin abfließen lassen
– Harnblasenkatheter abklemmen
– ggf. mit Desinfektionslösung getränkte Kompresse von der Verbindungsstelle zwischen Harnblasenkatheter und Zuleitungsschlauch zum Auffangbeutel entfernen und abwerfen
– Verbindungsstelle desinfizieren
– Katheter und Ableitungsschlauch mit sterilem Tuch unterlegen
– Harnblasenkatheter mit steriler Kompresse so umhüllen, daß die Kompresse das Ende des Katheters überragt
– Harnblasenkatheter so abklemmen, daß gleichzeitig die sterile Kompresse am Katheter fixiert wird
– erste Klemme vom Blasenkatheter entfernen und ablegen
– Ableitungsschlauch und Konnektionsstelle mit steriler Kompresse so umhüllen, daß die Kompresse das Ende des Zuleitungsschlauches überragt
– Zuleitungsschlauch vom Auffangbeutel so abklemmen, daß die sterile Kompresse gleichzeitig fixiert wird
– Konnektionsstelle zwischen Harnblasenkatheter und Zuleitungsschlauch öffnen und Zuleitungsschlauch auf steriles Tuch legen

– Harnblasenkatheter mit sterilem Stöpsel verschließen
– Spülflüssigkeit unter Wahrung der Sterilität in das Meßgefäß gießen
– ggf. Desinfektionsmittel entsprechend ärztlicher Anordnung zumischen
– Spülflüssigkeit (50–100 ml) mit der Blasenspritze aufziehen
– Katheterstöpsel abnehmen und auf das sterile Tuch legen
– Blasenspritze am Katheterende ansetzen
– Klemme am Katheter öffnen
– Spüllösung langsam ohne übermäßigen Druck in die Blase einspritzen
– Blasenkatheter wieder abklemmen
– Blasenspritze weglegen
– zweites Meßgefäß bereitstellen
– nach der jeweils angeordneten Zeit Flüssigkeit aus der Blase in das zweite Meßgefäß ablaufen lassen
– Vorgang so lange wiederholen, bis die Spülflüssigkeit klar bleibt
– nach der letzten Entleerung ggf. Lösung mit Medikamenten in die Blase einspritzen und Harnblasenkatheter wieder abklemmen
– entsprechend ärztlicher Anordnung den Katheter abgeklemmt lassen
– anschließend die mit Medikamenten angereicherte Flüssigkeit in das zweite Meßgefäß abfließen lassen
– Harnblasenkatheter wieder ordnungsgemäß mit dem Zuleitungsschlauch zum Auffangbeutel verbinden und fixieren
– Handschuhe abwerfen
– Material wegräumen
– Hände waschen
– ggf. Bilanzwerte zwischen zugeführter und abgeflossener Flüssigkeit berechnen und registrieren
– im weiteren die ordnungsgemäße Handhabung des Blasenkatheters sicherstellen

– das Anschließen des Tidal-Systems wird wie folgt durchgeführt:

– Hände waschen
– Material bereitlegen
– Handschuhe anziehen

- Blasenkatheter und Zuleitungsschlauch zum Auffangbeutel mit sterilem Tuch unterlegen
- Infusionsflasche mit Spülflüssigkeit füllen
- Flasche mit sterilem Verschlußstöpsel verschließen
- Infusionsschlauchsystem anschließen und ordnungsgemäß füllen
- Flasche mit Infusionssystem am Infusionsständer aufhängen
- Meßsteigrohr am Infusionsständer in gewünschter Höhe befestigen
- Infusionssystem an Ansatzstück des Meßsteigrohres anschließen
- Siphonsteigrohr mit Meßsteigrohr verbinden
- Siphonsteigrohr und Siphonschlauch am Ständer so befestigen, daß damit der verordnete Siphondruck garantiert wird
- Siphonschlauch mit Auffanggefäß verbinden
- Auffanggefäß am Bett aufhängen
- Verbindungsschlauch zwischen Siphonsteigrohr und Katheter mit Siphonsteigrohr verbinden
- das Ende des Verbindungsschlauches mit einer sterilen Kompresse so umhüllen, daß die Kompresse das Ende des Schlauches überragt
- den mit Kompresse umhüllten Verbindungsschlauch mit einer überzogenen Klemme anfassen, jedoch nicht abklemmen
- Verbindungsschlauch mit der Klemme so halten, daß er unter der Höhe des Steigrohrsystems bleibt
- das freie Ende des Verbindungsschlauches über das unsterile Auffanggefäß halten
- Infusionssystem vorsichtig öffnen
- Steigrohrsystem sowie Verbindungsschlauch mit Spülflüssigkeit füllen
- bei Füllung die Höhe des Verbindungsschlauches so regulieren, daß Meßsteigrohr und Siphonsystem mit etwas Flüssigkeit gefüllt werden, jedoch die Flüssigkeit durch den Siphon nicht herausläuft
- Verbindungsschlauch in der sterilen Kompresse abklemmen und auf dem sterilen Tuch ablegen
- Harnblasenkatheter ordnungsgemäß vom

Zuleitungsschlauch zum Urinauffangefäß trennen
- Harnblasenkatheter bleibt abgeklemmt
- Ansatzstück des Verbindungsschlauches mit dem Harnblasenkatheter verbinden
- Klemme und sterile Kompresse vom Verbindungsschlauch entfernen
- Verbindungsschlauch und Harnblasenkatheter mit in Desinfektionslösung getränkter Kompresse umhüllen und die Kompresse fixieren
- Verbindungsschlauch ordnungsgemäß am Bett fixieren
- Klemme am Blasenkatheter öffnen und ablegen
- die verordnete Tropfgeschwindigkeit am Infusionssystem einstellen
- Höhe des Siphondruckes im Meßsteigrohr des Tidal-Systems kontrollieren
- ggf. Höhe des Siphonschlauches ändern
- Material wegräumen
- Handschuhe abwerfen
- Hände waschen
- im weiteren Verlauf Funktionsfähigkeit des Tidal-Systems kontrollieren bzw. sicherstellen
- der Überfüllung des Auffanggefäßes des Tidal-Systems vorbeugen bzw. Auffanggefäß rechtzeitig wechseln
- Infusionsflasche mit Spülflüssigkeit rechtzeitig wechseln

Besonderheiten
- bei der Durchführung der Blasenspülung darauf achten, daß die Flüssigkeitsbilanz nicht verfälscht wird
- die Spülung der Harnblase bei Blasenblutungen, evtl. mit eiskaltem Wasser, wird solange wiederholt, bis die Spülflüssigkeit ohne mit bloßem Auge sichtbarer Verfärbung aus der Blase abfließt
- Krustenbildung und Ablagerung von Harnsalzen in Blase und Katheter kann weitgehend durch ausreichende Flüssigkeitszufuhr und die Gewährleistung einer funktionsgerechten Füllung und Entleerung der Blase vermieden werden
- bei fraktionierter Spülung mit dem Tidal-System fließt aus der oberen Flasche die Spülflüssigkeit tropfenweise ein

- die Tropfengeschwindigkeit der Spülflüssigkeit bei Anwendung des Tidal-Systems wird in der Regel zwischen 40–60/Minute eingestellt
- Siphondruck wird bei atonischer Blase in der Regel bei 1 bis 4 cm H_2O, bei normotoner Blase in der Höhe von 12–15 cm H_2O und bei hypertoner Blase in der Regel zwischen 15–18 cm H_2O liegen
- durch den zunehmenden Druck steigt der Flüssigkeitsspiegel in dem angeschlossenen Steigrohr an
- erreicht die Flüssigkeitssäule in dem angeschlossenen Siphonschlauch den Kulminationspunkt, so fällt sie plötzlich ab
- als Folge kommt es durch Siphonwirkung zu einem passiven totalen Abfluß der eingetropften Spülflüssigkeit in das Auffanggefäß
- System eignet sich überall, wo eine fraktionierte Spülung über längere Zeit erwünscht ist
- bei noch erhaltener Blasenfunktion erfolgt eine Beschleunigung der reflektorischen Miktion
- bei aseptischer Handhabung und richtiger Einstellung des Systems besteht keine Infektionsgefahr

Fehler und Gefahren
- zu starke Resorption der Spülflüssigkeit aus der Blase
- hämolytische Reaktionen und Störungen des Wasser-Elektrolyt-Haushaltes bei Anwendung großer Mengen von hypotoner Spülflüssigkeit
- Keimverschleppung infolge mangelnder Asepsis und Sterilität bei der Durchführung
- aufsteigende Harnwegs- und Niereninfektion
- verfälschte Bilanz- und Analyseergebnisse bei Vermischung von Spül- bzw. Instillationslösung mit dem Sammelurin
- Funktionsunfähigkeit des Tidal-Systems bei nicht richtiger Zusammensetzung

9.4. Entfernen des Harnblasenkatheters

Zweck
- Ende der therapeutischen Maßnahme
- Neueinführen des Harnblasenkatheters bei versehentlichem Entfernen des Katheters
- Wechsel des Harnblasenkatheters bei Undichtigkeit des Katheterballons
- Wechsel des Harnblasenkatheters bei Verstopfung

Organisation
- Entfernen des Harnblasenkatheters erfolgt nach Rücksprache mit dem behandelnden Arzt
- bei versehentlichem Entfernen des Harnblasenkatheters Arzt benachrichtigen
- wache Patienten vor der Durchführung der Maßnahme informieren
- nach Entfernen eines länger liegenden . Harnblasenkatheters können Miktionsstörungen zurückbleiben
- bei Harninkontinenz die Verschmutzung des Bettes verhindern

Hygiene
- Hände waschen
- Handschuhe anziehen

Desinfektion
- wiederverwendbares Material nach Entfernen des Harnblasenkatheters in Desinfektionslösung abwerfen

Sterilität
- beim Entfernen eines suprapubischen Harnblasenkatheters sterile Arbeitsbedingungen sichern

Material

steril:
- Kanüle
- Spritze
- Handschuhe
- Tuch
- Tupfer

unsteril:
- ggf. Ampullen bzw. Behälter mit Medikamenten
- antibiotische Salbe
- Flasche mit Desinfektionsmittel
- Klemme
- Abwurfbehälter
- Zellstoff

Durchführung
- Hände waschen
- Material bereitlegen
- Abwurfbehälter in Bettnähe plazieren
- Harnblasenkatheter und Zuleitungsschlauch zum Abflußbehälter mit Zellstoff und sterilem Tuch unterlegen
- Handschuhe anziehen
- Harnblase entleeren
- Blasenkatheter abklemmen
- Zuleitungsschlauch zum Auffangbeutel abklemmen
- ggf. in Desinfektionslösung getränkte Kompresse von der Verbindungsstelle entfernen
- Blasenkatheter vom Verbindungsschlauch ordnungsgemäß trennen
- ggf. Vorhaut zurückziehen
- ggf. Lösung mit Medikament bzw. blasentonisierendes Mittel durch den Harnblasenkatheter in die Harnblase einführen
- ggf. Harnblasenkatheter wieder abklemmen
- Ballon des Harnblasenkatheters entleeren
- ggf. das Glied mit einer Hand fixieren
- mit der anderen Hand Harnblasenkatheter langsam herausziehen
- Katheter abwerfen
- Klemme in Desinfektionslösung ablegen
- Harnröhrenmündung zweimal desinfizieren
- Harnröhrenmündung mit antibiotischer Salbe abdecken

- ggf. Vorhaut wieder vorziehen
- Handschuhe abwerfen
- Material wegräumen
- Arbeitsfläche desinfizieren
- Hände waschen

Besonderheiten
- Neueinführung begünstigt Infektion durch Bakterieneinschleppung mehr als ein liegender Katheter bei sorgfältiger Handhabung und Pflege
- erfolgt das Entfernen des Harnblasenkatheters zum Zweck des Wechsels des Katheters, so müssen alle Kautelen der Sterilität eingehalten werden
- das Entfernen des suprapubischen Harnblasenkatheters erfolgt durch den Arzt
- bei Harnblasenkathetern ohne Ventilverschluß am Füllungsschlauch zum Ballon des Blasenkatheters muß zur Entleerung des Ballons in der Regel eine Spritze mit Kanüle zum Durchstechen des Ventils verwendet werden

Fehler und Gefahren
- Traumatisierung der Harnröhre beim Herausziehen des Katheters durch nicht erfolgte oder nur unvollständige Entleerung des Ballons
- Infektion durch häufigen Katheterwechsel bei Verwendung defekter und mehrmals sterilisierter Blasenkatheter
- Fistelbildung nach Entfernen eines suprapubischen Harnblasenkatheters
- stärkere Entzündung der vorderen Harnröhre nach Entfernen des Harnblasenkatheters
- Harninkontinenz über längere Zeit nach Entfernen des Harnblasenkatheters

10. Harnleiterkatheter

Zweck
- Schienung des Harnleiters
- seitengetrennte Kontrolle der Urinproduktion
- seitengetrennte Untersuchung des Urins
- seitengetrennte Untersuchung der Nierenfunktion

Organisation
- das Einführen von Harnleiterkathetern erfolgt in der Regel in dafür speziell eingerichteten Untersuchungsräumen oder in Operationssälen im Rahmen eines operativen Eingriffs
- das Einführen eines Harnleiterkatheters auf einer Intensivbehandlungsstation erfolgt nur dann, wenn es sich lediglich um einen diagnostischen Eingriff im Rahmen der Klärung der Ursache einer Anurie handelt und der Transport des Patienten ein unverhältnismäßig hohes Risiko darstellen würde
- das Einführen eines Harnleiterkatheters erfolgt mittels Zystoskopie
- die sachgerechte Handhabung von bereits gelegten Harnleiterkathetern muß gewährleistet sein
- liegende Harnleiterkatheter immer beschriften, damit eine Seitenverwechslung ausgeschlossen wird
- selten werden nachträglich auf einer Intensivbehandlungsstation Maßnahmen, wie z. B. eine Pyelographie, vorgenommen
- für die Durchführung einer Pyelographie ist eine sachgerechte Assistenz zu gewährleisten
- liegende Harnleiterkatheter bringen immer die Gefahr einer Infektion des Nierenbeckens mit sich
- Trübung oder Verfärbung des Urins aus dem Harnleiterkatheter sofort dem Arzt melden

- Harnabfluß aus dem Harnleiterkatheter genau nach ärztlichen Angaben kontrollieren und registrieren
- vor Lagerung des Patienten an den liegenden Harnleiterkatheter denken
- Zug am Harnleiterkatheter vermeiden
- bei unruhigen Patienten Harnleiterkatheter so fixieren, daß ein versehentliches Entfernen vermieden wird
- Harnleiterkatheter darf nicht abgeklemmt werden
- bleiben Harnleiterkatheter für einige Zeit liegen, so wird in der Regel ein Harnblasenkatheter zusätzlich eingeführt
- Harnleiterkatheter können sehr vorteilhaft an den Harnblasenkatheter fixiert werden
- die allgemeine Handhabung der Harnleiterkatheter erfolgt sinngemäß wie die Handhabung des Harnblasenkatheters

Hygiene
- Hände waschen
- Handschuhe anziehen
- Verunreinigung des Harnleiterkatheters verhüten
- Harnröhreneingang vor Keimeinwanderung schützen
- Keimverschleppung vermeiden

Desinfektion
- die Glans des Gliedes bzw. Harnröhreneingang und Umgebung in regelmäßigen Abständen wiederholt mit Desinfektionslösung abwaschen
- ggf. Verbindungsstelle zwischen Harnleiterkatheter und Zuleitungsschlauch zum Auffangbeutel ordnungsgemäß desinfizieren

Sterilität
- nur sterile Auffangbeutel mit Luftfilter verwenden

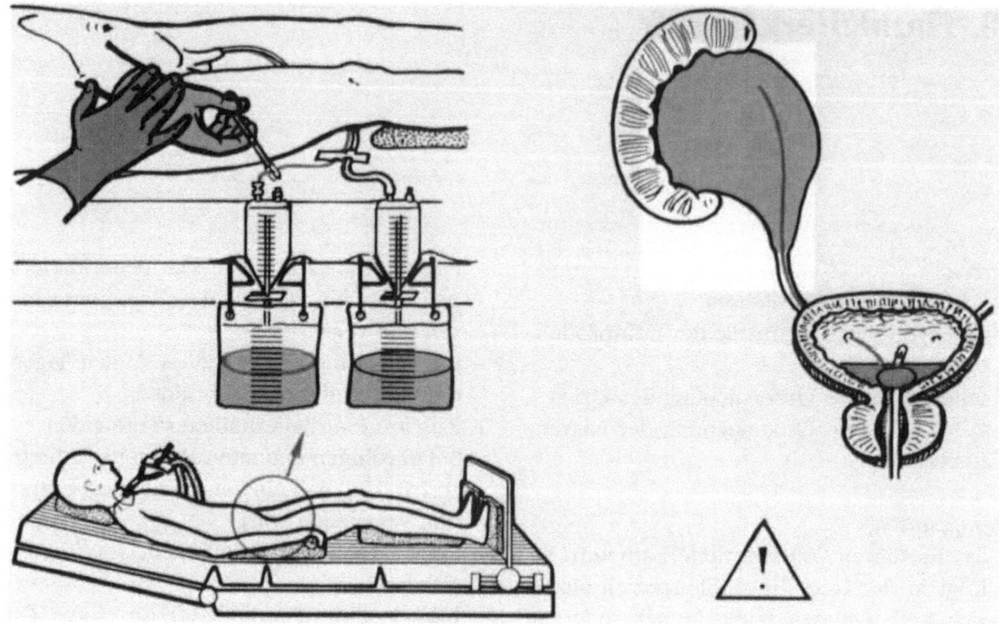

Abb. 36. Handhabung des Nierenbeckenkatheters

Merke: Im Gegensatz zum Harnblasenkatheter darf der im Nierenbecken liegende Katheter nicht abgeklemmt werden. Ein kontinuierlicher Harnfluß aus dem Nierenbecken soll sichergestellt werden. Der Katheterurin aus dem Nierenbecken und aus der Harnblase wird jeweils getrennt gesammelt.

– Zuleitung zum Auffangbeutel mit steriler Kompresse keimfrei halten
– am Harnleiterkatheter nur mit sterilen Handschuhen arbeiten

Material

steril:
– Handschuhe
– Kittel
– Auffangbeutel
– Tuch
– Kompressen
– Tupfer
– Spritzen à 5 und 10 ml
– Kanülen Nr. 1, 2, 12, 16
– ggf. Ampullen mit Kontrastmittel
– ggf. Urimeter mit Luftfilter
– ggf. Laborröhrchen

unsteril:
– Flasche mit Desinfektionsmittel
– antibiotische Salbe
– Gefäß mit Desinfektionslösung zum Aufbewahren des Katheterstöpsels
– ggf. Urometer mit Standglas
– ggf. Röntgenkassette und Röntgenschutz
– ggf. Laborscheine

Durchführung
– die retrograde Pyelographie wird wie folgt durchgeführt:

– Röntgengerät bereitstellen
– Röntgenfilm in Kassette bereitlegen
– Röntgenassistent benachrichtigen
– Röntgenschein ausfüllen
– Arzt benachrichtigen
– Hände waschen

- Material bereitlegen
- Handschuhe anziehen
- Harnleiterkatheter und ggf. Ableitungsschlauch zum Auffangbeutel mit sterilem Tuch unterlegen
- ggf. die in Desinfektionsmittel getränkte Kompresse von der Verbindungsstelle zwischen Harnleiterkatheter und Zuleitungsschlauch zum Auffangbeutel entfernen
- Arzt beim Anziehen der sterilen Handschuhe und Kittel assistieren
- Ableitungsschlauch zum Auffangbeutel abklemmen
- Verbindungsstelle zwischen Harnleiterkatheter und Zuleitungsschlauch zum Auffangbeutel zweimal desinfizieren
- Verbindungsstelle zwischen Harnleiterkatheter und Auffangbeutel ordnungsgemäß lösen
- Arzt übernimmt den Harnleiterkatheter
- Zuleitungsschlauch zum Auffanggefäß auf das sterile Tuch legen
- Kontrastmittel in Spritze aufziehen
- Injektionsnadel in erforderlicher Stärke auf die Spritze aufsetzen
- Spritze von Luft leeren
- Spritze mit Kontrastmittel dem Arzt geben
- das Einspritzen des Kontrastmittels und die Röntgenaufnahme werden durchgeführt
- ggf. erfolgt in Ausnahmefällen die Pyelographie beiderseits
- Spritze dem Arzt abnehmen
- Harnleiterkatheter ordnungsgemäß versorgen
- ggf. Harnblasenkatheter öffnen, um zurückfließendes Kontrastmittel aus der Blase abzulassen
- Harnblasenkatheter wieder schließen
- Handschuhe abwerfen
- Material wegräumen
- Hände waschen
- Untersuchung registrieren
- Röntgenschein vom Arzt unterschreiben lassen
- Röntgenschein mit Röntgenkassette wird vom Röntgenassistenten mitgenommen

Besonderheiten
- bei infiziertem Nierenbecken können bei Überfüllung des Nierenhohlraumes Erreger in das Nierenparenchym gepreßt werden
- als Folge kann sich unter Fieberschüben eine eitrige Pyelonephritis entwickeln
- infizierte Nieren sind für einen Reflux besonders anfällig
- in diesen Fällen ist erhöhte Sorgfalt erforderlich
- eine beiderseitige retrograde Pyelographie erfolgt wegen des erhöhten Risikos nur in Ausnahmefällen
- das Kontrastmittel soll körperwarm sein
- das Einfüllen von Luft oder Sauerstoff zur negativen Kontrastdarstellung hat sich bewährt
- bei Einhalten der Vorsichtsmaßnahmen ist die Gefahr einer Luftembolie gering
- der Injektionsdruck darf nicht höher als 30 mm Hg und die Menge nicht mehr als 20 ml sein
- für die Durchführung seitengetrennter Nierenfunktionsprüfung werden möglichst dicke Katheter (7–8 Charr.) eingeführt
- sie sollen der Ureterwand so anliegen, daß eine möglichst vollständige Trennung des Separaturins erfolgt
- bei Verschluß eines Harnleiterkatheters kommt es zu einem Harnrückstau
- Harnleiterkatheter dürfen nur auf ärztliche Anordnung und nur mit geringen Flüssigkeitsmengen angespült werden
- in der gesamten Handhabung ist strengstens auf aseptische Arbeitsweise zu achten
- die Entfernung eines Harnleiterkatheters erfolgt durch den Arzt

Fehler und Gefahren
- Verstopfung mit Harnrückstau
- oberflächliche Verletzung der Schleimhaut
- Ureterperforation
- retrovesikale Abszesse und Phlegmonen
- Nierenparenchymschädigung durch zu weit vorgeschobene Katheterspitze besonders bei zu tief stehender Niere
- allergische Reaktion auf Kontrastmittel
- Schleimhautödem bis zur Harnsperre
- Oligurie oder Anurie nach retrograder Pyelographie
- Nierenbecken-, Harnleiter- und Blaseninfektion

11. Enddarmkatheter

Zweck
- Beheben von Blähungen
- Zuführen von Spülflüssigkeiten für einen Einlauf
- Ableiten dünnflüssigen Stuhles

Organisation
- das Einführen eines Darmrohres bedarf einer ärztlichen Indikation
- ein Darmrohr zur Ableitung von dünnflüssigem Stuhl bei Intensivtherapiepatienten dient auch einer hygienischen Arbeitsweise
- in der Intensivbehandlung soll ein Darmrohr immer an einen Auffangbeutel angeschlossen werden, damit ein geschlossenes System entsteht
- Verschmutzung des Bettes durch Stuhl bringt die Gefahr der Keimverschleppung mit sich
- die Verschmutzung eines liegenden Blasenkatheters durch Stuhl bringt die Gefahr einer ansteigenden Infektion mit sich
- Blasenkatheter immer von einem liegenden Darmrohr isolieren
- das liegende Darmrohr beeinflußt die Temperaturverhältnisse im Enddarm
- daher kann eine korrekte Messung der Rektaltemperatur nicht gleichzeitig vorgenommen werden
- Einlauf nur mit körperwarmer Spülflüssigkeit vornehmen
- Skrotum vom Darmrohr immer isolieren
- Haut in der Umgebung des Afters bei liegendem Darmrohr mit Schutzsalbe abdecken

Hygiene
- Einführen und Handhabung des Darmrohres nur mit Handschuhen vornehmen
- bei Verschmutzung Darmrohr sofort reinigen und mit Desinfektionslösung abwaschen

- Einmalmaterialien, die in Verbindung mit dem Darmrohr einschließlich Darmrohr selbst verwendet wurden, dürfen nicht abgelegt, sondern müssen sofort abgeworfen werden
- nach jeder Handlung in Verbindung mit dem Darmrohr Handschuhe sofort abwerfen und zusätzlich Hände gründlich mit Desinfektionslösung waschen
- nach Durchführen eines Einlaufs in der Intensivbehandlung Oberschenkel und Gesäß des Patienten gründlich mit Desinfektionslösung abwaschen, Haut entsprechend behandeln, Bett immer frisch richten

Desinfektion
- nur desinfizierten Irrigator und Schlauchsystem verwenden

Sterilität
- entfällt

Material
- Einmalhandschuhe
- Einmaldarmrohr
- Tupfer
- Spritzen à 20 und 50 ml
- 1 überzogene Klemme
- Kompressen
- Gleitmittel
- Auffangbeutel
- Moltexunterlagen und Zellstoff
- Heftpflaster

- bei Abführmaßnahmen werden zusätzlich benötigt:

- Irrigator mit Schlauchsystem und Schlauchklemme
- Spülflüssigkeit
- Stuhlauffangbecken

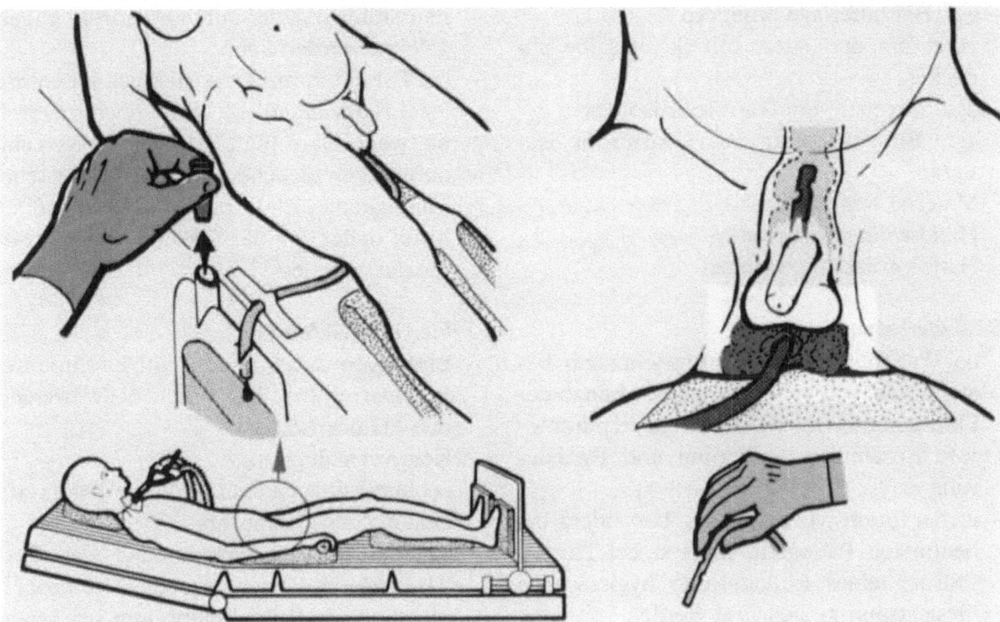

Abb. 37. Handhabung der Drainage des Enddarmes

> **Merke:** Durch den Drainageschlauch entweichen nicht nur Darmflüssigkeiten sondern auch Gase. Verlegung des Drainageschlauches oder Drucksteigerung im Auffanggefäß können dazu beitragen, daß Stuhl neben dem „Darmrohr" in das Bett fließt. Hierdurch wird die Gefahr einer Kontamination mit Darmbakterien erhöht. Aus hygienischen Gründen soll durch regelmäßige Kontrolle diese Komplikation vermieden bzw. die verschmutzte Unterlage sofort gewechselt werden.

Durchführung
- Hände waschen
- Material bereitlegen
- Handschuhe anziehen
- Patienten lagern
- ggf. rektale Temperatursonde entfernen, sofort reinigen und in Desinfektionslösung legen
- ggf. verschmutzte Unterlage entfernen und sofort abwerfen
- Handschuhe wechseln
- Darmrohr aus der Hülle entnehmen und an den Zuleitungsschlauch des Auffangbeutels anschließen
- Darmrohr mit Gleitmittel versehen
- Darmrohr behutsam etwa 10–15 cm in den Enddarm einführen
- ggf. Ballon des Darmrohrs aufblasen

- Darmrohr so fixieren, daß es nicht aus dem Enddarm gleiten kann
- Zuleitungsschlauch zum Auffangbeutel so leiten, daß keine Druckstellen am Oberschenkel entstehen können
- ggf. Zuleitungsschlauch zum Auffangbeutel von der Haut des Oberschenkels z. B. mit Kompressen isolieren
- Auffangbeutel am Bett fixieren
- Verbindungsstelle zwischen Zuleitungsschlauch zum Auffangbeutel und Darmrohr mit einer in Desinfektionslösung getränkten Kompresse umwickeln und Kompresse fixieren
- ggf. verschmutzte Bettunterlage abwerfen
- Handschuhe wechseln
- ggf. verschmutzte Haut reinigen und desinfizieren

- ggf. Bettunterlage erneuern
- Haut um den After mit Schutzsalbe abdecken
- ggf. Skrotum vom Darmrohr isolieren
- ggf. Blasenkatheter vom Darmrohr isolieren
- Material wegräumen
- Handschuhe abwerfen
- Hände gründlich waschen

Besonderheiten
- bei Patienten in der Intensivmedizin besteht vielfach eine Einschränkung der Darmfunktion durch überwiegend parenterale Ernährung, Sedierung und Relaxierung
- in der Intensivbehandlung, besonders bei beatmeten Patienten, müssen bei Durchführung eines Einlaufs alle hygienischen Gesichtspunkte beachtet werden
- Patienten, die ausschließlich parenteral ernährt werden, haben einen spärlichen dünnen Stuhlgang, der durch Darmrohr gut abgeleitet werden kann
- bei Patienten mit ausschließlich parenteraler Ernährung fließt dann reichlich Stuhl ab, wenn Darmblutungen aufgetreten sind
- durch den täglichen Stuhlgang entstehen Flüssigkeits-, Elektrolyt- und Stickstoffverluste; daher soll der tägliche Stuhlgang registriert werden

Fehler und Gefahren
- Blutungen durch unvorsichtiges Einführen des Darmrohrs, besonders bei vorhandenen Hämorrhoiden
- Keimverschleppung
- Schleimhautschädigung durch Druck des Ballons des Darmrohrs
- Entzündung der Schleimhaut des Enddarms durch länger liegendes Darmrohr
- Messung der Rektaltemperatur bei liegendem Darmrohr
- Dekubitusbildung

Endoskopie

12. Rhinoskopie

Zweck
- diagnostische Abklärung bei Erkrankungen der Nase und der Nasennebenhöhlen
- Entfernen pathologischer Sekretansammlung
- Entfernen von Polypen
- Entfernen von Fremdkörpern
- Behandlung von Blutungen

Organisation
- Rhinoskopien auf der Intensivbehandlungsstation werden in der Regel wegen Verletzung, Blutung, Geschwür und hartklebenden Borken vorgenommen
- für die Durchführung einer Rhinoskopie sollten mit dem Konsiliararzt feste Termine vereinbart werden
- den behandelnden Arzt immer über den vereinbarten Termin informieren und ihn rechtzeitig benachrichtigen
- vor Eintreffen des Konsiliararztes benötigte Instrumente und Material bereitstellen
- für die Durchführung wird der Patient in sitzende Position mit nach hinten gebeugtem Kopf gelagert
- für die Desinfektion wird ein farbloses Desinfektionsmittel benötigt

Hygiene
- Hände waschen
- Arzt und Assistenz ziehen Kopfbedeckung und Mundschutz an
- falls keine Kontraindikation besteht, Nase reinigen

Desinfektion
- Nase außen und innen mit farblosem Desinfektionsmittel desinfizieren

Sterilität
- der Arzt zieht einen sterilen Kittel und sterile Handschuhe an
- der Kopf des Patienten wird mit einem sterilen Lochtuch abgedeckt

Material

steril:
- Watteträger gerade und gebogen
- Nasenspekulum
- Spatel
- anatomische Nasentamponpinzetten
- Nasentamponzange
- Bajonett
- Metallspritze
- Spül- und Absaugkanülen aus Silber konisch und zylindrisch
- Spül- und Absaugkanülen aus Metall gerade und gebogen
- Führung für Optik
- Nasensonde
- Trokar
- 1 großes und 1 kleines Spitzglas
- 1 große und 1 kleine Petrischale
- Tuchklemmen
- Kittel
- Handschuhe
- Lochtuch
- Spitztupfer
- Tupfer
- Kompressen
- Watte
- Gazestreifen
- ggf. Laborröhrchen

unsteril:
- Ampullen mit Lokalanaesthetika
- Stirnspiegel
- Lampe
- Kaltlichtquelle
- Flasche mit farblosem Desinfektionsmittel
- Flasche mit physiologischer Kochsalzlösung
- Flasche mit desinfizierender Spüllösung

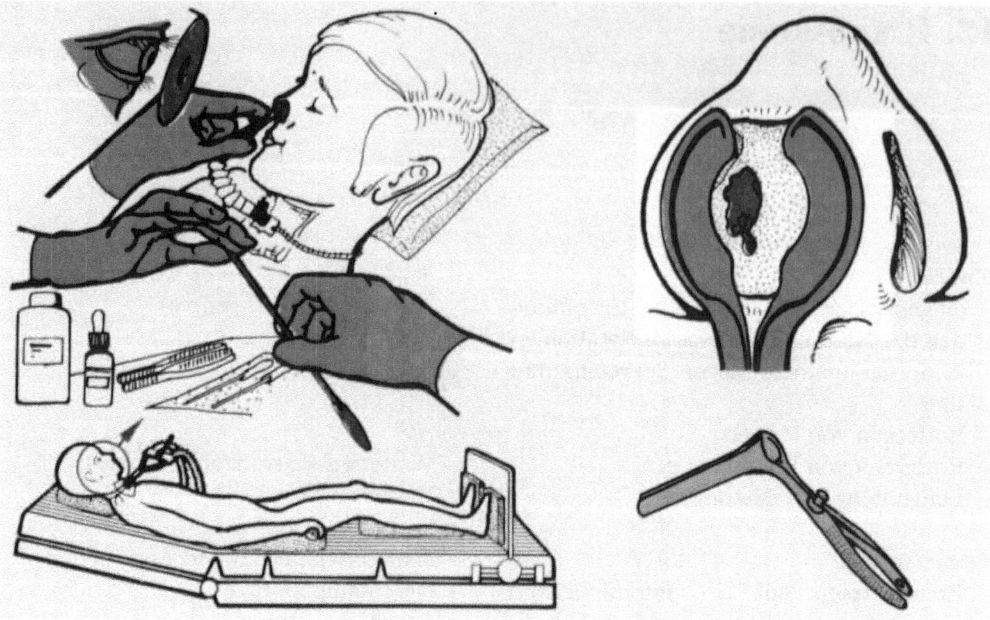

Abb. 38. Nasenspiegelung bei Patienten in der Intensivbehandlung

Merke: Blutungen aus der Nase, Ulkusbildung an der Nasenschleimhaut und Komplikationen in den Nasennebenhöhlen machen gezielte Untersuchungen des Naseninnenraumes erforderlich. Die sachgerechte Vorbereitung und Assistenz bei der Durchführung diagnostischer und therapeutischer Maßnahmen sind vornehmlich Aufgaben des Pflegepersonals.

- Spülgefäß
- Gummituch
- Zellstoff
- Laborscheine
- Sauggerät

Durchführung
- behandelnden Arzt und Konsiliararzt rechtzeitig an den Termin erinnern
- Hände waschen
- Kopfbedeckung und Mundschutz anziehen
- Material bereitlegen
- Patienten lagern
- Bett und Patient mit Gummituch und Zellstoff schützen
- Haare, wenn notwendig, aus dem Gesicht fernhalten
- Nase reinigen
- sterile Handschuhe anziehen

- dem Arzt beim Anziehen des sterilen Kittels und der Handschuhe helfen
- Licht richtig einstellen
- Lochtuch anreichen
- sterilen Tisch so stellen, daß auch der Arzt Instrumente entnehmen kann
- die Durchführung aufmerksam verfolgen
- nach Bedarf Instrumente anreichen und dem Arzt assistieren

- die direkte Spiegelung wird in der Regel wie folgt durchgeführt:

- Einführen des Spekulums in eine Nasenhälfte
- Reflektierung und Inspektion des Naseninnenraumes
- Austupfen und Sondieren des Naseninnern
- ggf. Spiegelung mit vergrößernder Optik

- ggf. Spülung mit körperwarmer Lösung mit Medikamentenzusätzen
- ggf. Entfernen verhärteter Borken oder Fremdkörper
- ggf. Tamponierung mit blutstillender Gaze
- Durchführung der erforderlichen Maßnahmen in der zweiten Nasenhälfte mit neuen sterilen Instrumenten
- Material wegräumen
- Patienten in Ausgangslage bringen
- ggf. Untersuchungsmaterial mit Begleitschein weiterleiten

Besonderheiten
- Verlegung der Nasengänge behindert die Atmung
- starke Schwellung der Nasenschleimhaut kann den Abfluß aus den Nebenhöhlen verlegen
- starker Sekretstau in den Nebenhöhlen führt zu Spannungsgefühl und Überdruck
- Nebenhöhlenentzündungen können akut auftreten
- sie klingen schnell ab, wenn der Sekretabfluß wieder hergestellt ist

- dies kann vielfach durch medikamentöses Abschwellen der Nasenschleimhaut erreicht werden
- die Kieferhöhle kann vom Nasengang aus punktiert und über das natürliche Ostium ausgespült werden
- der Abfluß aus der Stirnhöhle wird durch Abspreizen der mittleren Nasenmuschel wesentlich erleichtert
- Blutungen aus der vorderen Nasenregion lassen sich durch Vorschorfung beheben
- bei Blutungen aus tieferen Nasenregionen wird fest tamponiert
- Infektionen können sich von der Nase aus in die Nasennebenhöhlen, Kieferhöhlen, Siebbein- und Stirnhöhlen ausbreiten und über die Venen bis in die Augenhöhlen und das Schädelinnere ziehen

Fehler und Gefahren
- Verletzungen der Nasenschleimhaut
- Verletzung des Knorpelgerüstes
- Blutungen (auch spätere Nachblutung)
- Infektionen

13. Otoskopie

Zweck
- diagnostische Abklärung
- Entfernen von Fremdkörpern
- Entfernen verhärteter Sekretansammlung
- Therapie entzündlicher Prozesse

Organisation
- Otoskopien auf der Intensivbehandlungsstation werden in der Regel wegen eingetrocknetem Ohrenschmalz mit Infektion oder Flüssigkeitsansammlung im Mittelohr bzw. Mittelohrentzündung vorgenommen
- für die Durchführung einer Otoskopie sollten mit dem Konsiliararzt feste Termine vereinbart werden
- den behandelnden Arzt über den vereinbarten Termin informieren und ihn rechtzeitig benachrichtigen
- vor Eintreffen des Konsiliararztes benötigte Instrumente und Material bereitstellen
- funktionsfähiges Absauggerät wird in der Regel gebraucht

Hygiene
- Hände waschen
- ggf. Haare des Patienten durch Einmalmütze von dem Gebiet des Eingriffes fernhalten
- äußeres Ohr mit Desinfektionslösung abwaschen
- Arzt und Assistenz ziehen Kopfbedeckung und Mundschutz an

Desinfektion
- Ohrmuschel und äußeren Gehörgang desinfizieren

Sterilität
- Arzt zieht sterile Handschuhe an
- bei Ohrverletzungen bzw. größeren Eingriffen werden steriler Kittel und Lochtuch benötigt
- die Instrumente müssen steril sein

Material

steril:
- Watteträger
- Gehörtrichter verschiedener Größe
- Otoskop
- ggf. Ophtalmoskop
- Ohrspritze mit verschiedenen Ansätzen
- Ohrpinzette
- Ohrzange
- Doppellöffel
- Kürette
- Ohrkatheter
- Meßgefäß
- Handschuhe
- Kompressen
- Tupfer
- ggf. Laborröhrchen

- für eine Parazentese werden zusätzlich benötigt:

- Tellermesser
- Sichelmesser
- Nadel
- Häkchen 90°
- Paukenröhrchen (nur bei Erguß)
- Gazestreifen
- Lochtuch
- Kittel

unsteril:
- Stirnspiegel
- Lampe
- Kaltlichtquelle
- Flasche mit Desinfektionsmittel
- Flasche mit physiologischer Kochsalzlösung
- Flasche mit Rivanol oder Reverin
- Wundspray
- Spülgefäß
- Gummituch

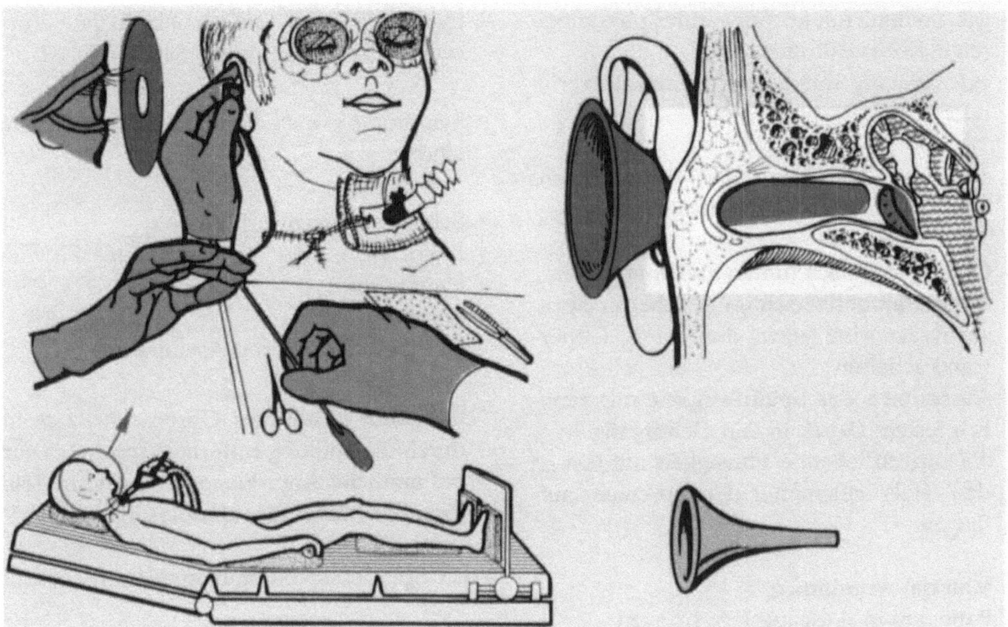

Abb. 39. Ohrenspiegelung bei Patienten in der Intensivbehandlung

Merke: Die Untersuchung der tieferen Regionen des äußeren Gehörganges und ggf. des Trommelfells wird in der Regel durch konsiliarisch tätige Ärzte vorgenommen. Die Bildung von Ohrenpfropfen, entzündlichen Prozessen im äußeren Gehörgang und Mittelohrentzündung werden während der Intensivbehandlung beobachtet. Sowohl das Instrumentarium als auch eine sachgerechte Assistenz müssen in der Intensivbehandlungsstation zur Verfügung stehen.

– Zellstoff
– Sauggerät
– Laborscheine

Durchführung
– behandelnden Arzt und Konsiliararzt an den Termin rechtzeitig erinnern
– Hände waschen
– Kopfbedeckung und Mundschutz anziehen
– Material bereitlegen
– Patienten lagern
– Bett mit Gummituch und Zellstoff schützen
– Haare aus dem Eingriffsgebiet entfernen
– Ohr mit desinfizierender Lösung reinigen
– ggf. sterile Handschuhe anziehen
– ggf. Arzt beim Anziehen des sterilen Kittels und der Handschuhe helfen
– Licht richtig einstellen

– Handschuhe wechseln
– ggf. Lochtuch anreichen
– sterilen Tisch so stellen, daß auch der Arzt Instrumente entnehmen kann
– die Durchführung aufmerksam verfolgen
– nach Bedarf Instrumente anreichen und dem Arzt assistieren

– die Spiegelung wird in der Regel wie folgt durchgeführt:

– Einführen eines passenden Ohrtrichters
– Inspektion des Innenohres und Trommelfells
– ggf. Entfernen von Fremdkörpern oder Sekretpfropfen
– ggf. Eröffnung von Abszessen
– ggf. Tamponierung mit Gazestreifen

- ggf. Spülung mit körperwarmer physiologischer Kochsalzlösung
- ggf. Spülung mit körperwarmer Reverin- oder Rivanollösung

- das Ausspülen eines Ohrschmalzpfropfens wird wie folgt durchgeführt:

- Ohrmuschel nach hinten außen abziehen
- durch Bajonettverschluß gesicherter Spritzenansatz wird gegen die hintere Gehörwand gehalten
- Ausspritzen der Spülflüssigkeit mit ziemlich festem Druck in den Gehörgang
- die zurückfließende Flüssigkeit mit fest an den Hals gehaltener Nierenschale auffangen

- Material wegräumen
- Patienten in Ausgangslage bringen
- ggf. Untersuchungsmaterial mit Begleitschein weiterleiten

Besonderheiten
- bei inmobilen und relaxierten Patienten fehlt trotz erhaltener Flimmerepithelfunktion die normale selbsttätige Reinigung des Gehörganges
- Entfernen eines Ohrschmalzpfropfens erfolgt durch einen fachkompetenten Arzt
- der Gehörgang kann im Laufe der Zeit durch verhärtetes Ohrenschmalz vollkommen verschlossen sein

- unkomplizierter Ohrschmalzpfropf verursacht in der Regel keine Schmerzen

- Symptome eines Gehörgangsverschlusses sind:

Schalleitungsschwerhörigkeit
lautes Hören der eigenen Stimme im verlegten Ohr
Ohrensausen
Gefühl einer inneren Asymmetrie

- läßt sich verhärtetes Ohrenschmalz nicht durch die Spülung entfernen, so wird es nur auf ärztliche Anordnung durch Einträufeln lösender Mittel (Paraffinöl, Glyzerin) aufgeweicht
- die Spülflüssigkeit muß immer körperwarm sein
- kleine runde Fremdkörper lassen sich meist auch durch Spülung entfernen
- in schwierigen Fällen werden Fremdkörper operativ entfernt

Fehler und Gefahren
- Verletzung
- Perforation des Trommelfelles
- Keimeinschleppung in das Mittel- und Innenohr
- Luxation der Gehörknöchelchen
- Schalleitungsstörungen
- bleibende Funktionsstörung

14. Laryngoskopie

Zweck
- diagnostische Abklärung bei Erkrankungen des Rachens und des Kehlkopfes
- Entfernen von Fremdkörpern
- Probeexzission

Organisation
- Laryngoskopien auf einer Intensivbehandlungsstation werden in der Regel wegen Einengung oder Verlegung der oberen Luftwege im Kehlkopf bzw. Tracheostomabereich in der Ausleitungsphase einer kontrollierten Beatmung vorgenommen
- für die Durchführung einer Laryngoskopie sollten mit dem Konsiliararzt feste Termine vereinbart werden
- behandelnden Arzt immer über den vereinbarten Termin informieren und ihn rechtzeitig benachrichtigen
- die Lampe soll seitlich hinter der rechten Kopfseite des Patienten stehen und mit einer mattierten Birne von 60–100 Watt ausgerüstet sein
- das Licht wird durch den Arzt mit dem Stirnreflektor in das Untersuchungsgebiet gesteuert
- wenn keine Kontraindikation besteht, ist der Patient in sitzende Position zu lagern
- alle benötigten Instrumente sind vor Eintreffen des Konsiliararztes funktionsfähig bereitzustellen
- die direkte Laryngoskopie erfolgt in Narkose
- hierfür ist eine komplette Narkosevorbereitung erforderlich
- eine ausreichende Vagolyse ist erforderlich

Hygiene
- Hände waschen
- Arzt und Assistenz ziehen Kopfbedeckung und Mundschutz an
- Haare des Patienten aus dem Gesichtsbereich fernhalten

Desinfektion
- entfällt

Sterilität
- Arzt zieht sterile Handschuhe an
- direkte Laryngoskopie erfolgt in steriler Schutzkleidung und der Patient wird steril abgedeckt

Material

steril:
- indirekte Laryngoskopie:

- Spray
- Spatel
- Kehlkopfspiegel
- PE-Zange
- Watteträger
- Gefäß für PE-Material (mit physiologischer Kochsalzlösung)

- direkte Laryngoskopie:

- Kleinsasser-Rohre (verschiedene Größen)
- Notfallrohr
- Zahnschutz
- gebogene Doppellöffel
- PE-Zange
- Scheren
- Messer
- Pinzetten
- Klemmen
- Elevatoren
- Präpariersauger
- Watteträger
- lange Kaustiknadel
- Lochtuch
- Kittel

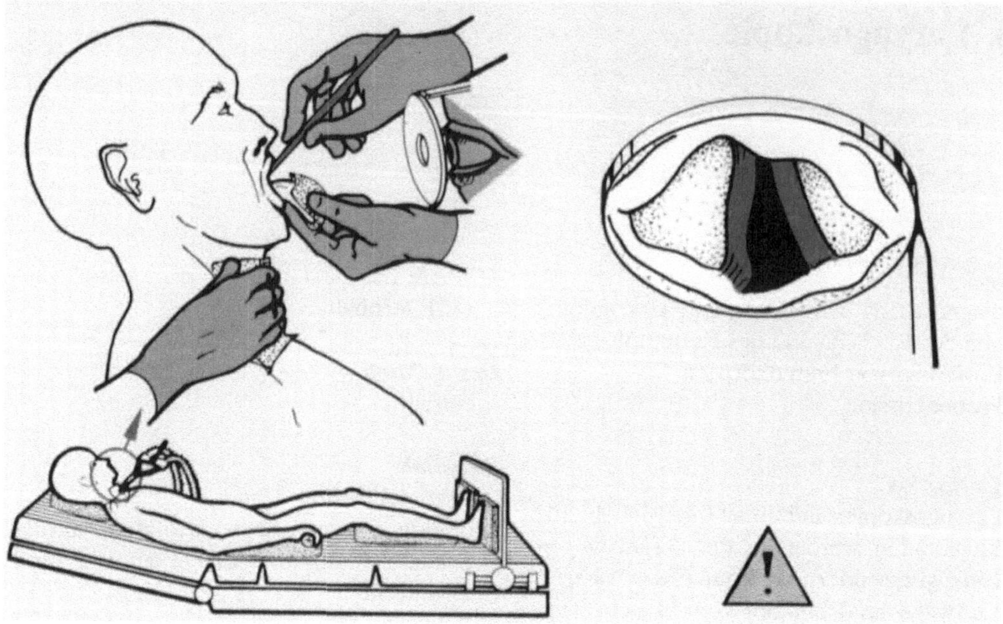

Abb. 40. Kehlkopfspiegelung bei Patienten in der Intensivbehandlung

Merke: Untersuchungen des Kehlkopfeinganges und der Funktion der Stimmbänder werden besonders vor und nach Entfernen des endotrachealen Katheters oder der Tracheakanüle regelmäßig vorgenommen. Eine stete Bereitschaft für Vorbereitung und Assistenz der Untersuchungen wird vom Pflegepersonal einer Intensivbehandlungsstation erwartet.

– Handschuhe
– Kompressen
– Tupfer
– Watte

unsteril:
– Stirnspiegel
– Lampe
– Bunsenbrenner
– Ampullen mit Privin
– Flasche mit physiologischer Kochsalzlösung
– Laborscheine
– Sauggerät

Durchführung
– behandelnden Arzt und Konsiliararzt an Termin rechtzeitig erinnern
– Hände waschen

– Kopfbedeckung und Mundschutz anziehen
– Material bereitlegen
– Patienten lagern
– Haare des Patienten, wenn notwendig, aus dem Gesicht fernhalten

– die indirekte Laryngoskopie wird wie folgt durchgeführt:

– Arzt zieht Stirnspiegel und sterile Handschuhe an
– er zieht mit der linken Hand mit einer Kompresse die Zunge des Patienten nach unten
– ggf. erfolgt Lokalanaesthesie mit Spray
– Kehlkopfspiegel wird über Bunsenbrenner erwärmt und mit der rechten Hand in den Rachen eingeführt
– kleine Eingriffe wie das Entfernen von

Fremdkörpern, Probeexzissionen und Ätzungen werden mit der rechten Hand mit den entsprechenden Instrumenten durchgeführt
- bei Maßnahmen am Kehlkopf wird die Zunge des Patienten durch die Assistenz gehalten
- der Arzt nimmt den Kehlkopfspiegel mit der linken Hand und führt mit der rechten Hand mit den entsprechenden Instrumenten die Maßnahme durch

- die direkte Laryngoskopie wird wie folgt durchgeführt:

- ggf. wird eine Narkose eingeleitet
- Arzt und Assistenz ziehen sterile Kittel und Handschuhe an
- ggf. erfolgt Lokalanaesthesie mit Spray
- obere Zahnreihe auch bei zahnlosen Patienten durch Polster schützen
- Weghalten der Oberlippe
- Einführen des Endoskopes über die Zunge – Uvula – Epiglottis
- Heben und Senken des Instrumentes für genaue Inspektion
- Kehldeckel wird auf das Instrument geladen
- unter Senkung des Handgriffes Anheben des Kehldeckels zur Inspektion der Glottis
- Durchführung der erforderlichen Maßnahmen, wie Sekret absaugen, Fremdkörper entfernen, mikroskopische Untersuchung usw.

- Material wegräumen
- Patienten in Ausgangslage bringen
- ggf. postnarkotische Überwachung des Patienten
- ggf. Untersuchungsmaterial mit Begleitschein weiterleiten

Besonderheiten
- bei der indirekten Laryngoskopie kann der Arzt sein Gesicht nur in den Untersuchungspausen vom Patienten abwenden, weil er durch seine Kopfhaltung die Beleuchtung steuert
- die Assistenz muß darauf achten, daß die Untersuchung nicht durch Abwehrbewegungen des Patienten behindert wird
- bei der direkten Laryngoskopie sind die Augen des Patienten durch Abdecken vor Verletzung durch Instrumente zu schützen
- wenn eine mikroskopische Untersuchung erforderlich ist, wird in der Regel die Laryngoskopie in entsprechenden Räumen vorgenommen
- Abwehrbewegungen können auch bei narkotisierten Patienten vorkommen
- bei schlechtem Zahnstatus empfiehlt sich ein Zahnschutz aus sogenannter Zerrmasse
- die direkte Larnygoskopie darf nie ohne bereitgelegtes funktionsfähiges Notfallrohr erfolgen
- eine zeitgerechte und ausreichende Atropingabe muß immer erfolgen

Fehler und Gefahren
- Verletzung der Lippen durch Einklemmung zwischen Rohr und Zahnreihe
- Abbrechen von Zähnen
- Überdosierung von Lokalanaesthetika
- Weichteilverletzung
- Blutungen
- Ödeme
- Atemnot
- Aspiration
- reflektorischer Atem- und Kreislaufstillstand

15. Bronchoskopie

Zweck
- Diagnose entzündlicher und/oder karzinomverdächtiger Veränderungen der Bronchuswand
- Durchführung von Probeexzissionen, Saugbiopsien oder transbronchialen Punktionen im Tracheobronchialbaum
- Diagnose bei rezidivierenden Bronchus- und Lungenerkrankungen
- Diagnose bei Verdacht auf Bronchusfistel
- Diagnose bei Verdacht auf Mißbildung im Tracheobronchealsystem
- Diagnose bei Verdacht auf Trachearuptur, Bronchusruptur oder Bronchusabriß
- Blutstillung im Tracheobronchealbaum
- Diagnose bei Stenosen der Trachea oder der Bronchien
- gezieltes Absaugen des Tracheobronchialbaumes
- Entfernen eines Fremdkörpers aus dem Tracheobronchialbaum
- endotracheale Spülung

Organisation
- vor dem Durchführen einer Bronchoskopie werden in der Regel Thoraxröntgenaufnahmen in zwei Ebenen angefertigt
- den Bedarf an Spezialinstrumenten immer vor der Vorbereitung vom Arzt erfragen
- für Neugeborene eignet sich ein Bronchoskop mit 20–25 cm Länge und 3.0–3.5 mm Durchmesser
- für Säuglinge und Kleinkinder bis zu einem Alter von 30 Monaten eignet sich ein Bronchoskop mit 30 cm Länge und 4 mm Durchmesser
- für Kleinkinder über 30 Monaten eignet sich ein Bronchoskop mit 30 cm Länge und 5–6 mm Durchmesser
- für Erwachsene eignet sich ein Bronchoskop mit 40 cm Länge und 8 mm Durchmesser

- es werden in der Regel Beatmungsbronchoskope verwendet
- bei Patienten mit erhaltenem Bewußtsein wird die Bronchoskopie in der Regel in Narkose unter Anwendung von Muskelrelaxantien durchgeführt
- vor der Lokalanaesthesie für eine Bronchoskopie werden die Patienten ordnungsgemäß prämediziert, in der Regel mit höheren Dosen von Atropin
- eine Schleimhautanaesthesie wird in der Regel auch dann vorgenommen, wenn die Bronchoskopie in Narkose durchgeführt wird
- bei länger dauernden bronchoskopischen Eingriffen kann die wiederholte Gabe von Atropin erforderlich sein
- vor Einleiten einer Bronchoskopie ist – auch ohne Narkose – die Einhaltung einer Nahrungskarenz, mit Ausnahme bei Noteingriffen, erforderlich
- vor Einleiten der Bronchoskopie Zustand von Gebiß, Mundhöhle, Rachen und Halswirbelsäule eingehend prüfen
- für das Durchführen einer Bronchoskopie ist die Überwachung des Herz- und Kreislaufsystems wegen der Gefahr von Blutdruckanstieg, Tachykardien, Extrasystolen, Arrythmien, Bradykardien und Asystolie erforderlich
- Erkrankungen oder Verletzungen im Bereich der Halswirbelsäule und der oberen Brustwirbelsäule können ein unüberwindbares Hindernis für die Durchführung einer Bronchoskopie darstellen
- für die Durchführung der Bronchoskopie ist ein Spezialtisch mit beweglichem Kopfteil von Vorteil
- das Kopfteil des Bettes soll entfernt und der Patient bis zum oberen Bettrand hochgezogen werden

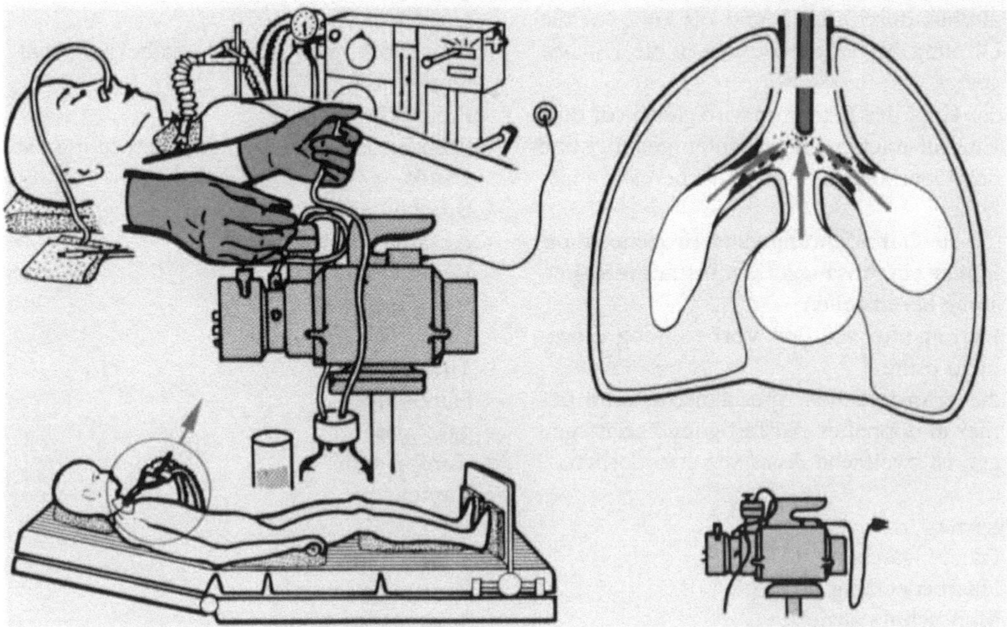

Abb. 41. Indikation zur Durchführung der Bronchoskopie in der Intensivbehandlung

Merke: Unter den üblichen Indikationen zur Bronchoskopie sind Aspiration, Verlegung von Bronchien z. B. durch Borkenbildung, Atelektasen und Blutungen am häufigsten. Der behandelnde Arzt soll nicht erst bei schwerwiegenden Komplikationen sondern bereits dann benachrichtigt werden, wenn wiederholtes Absaugen nicht zum Erfolg führt.

- der Kopf des Patienten muß von allen Seiten frei zugängig sein
- für die Einführung des Bronchoskops soll der untere Teil der Halswirbelsäule nach vorn gebeugt werden, indem man den Kopf etwa 15 cm höher lagert als den Rücken des Patienten
- gleichzeitig mit der Beugung der unteren Halswirbelsäule soll der Kopf des Patienten nach hinten geneigt werden, so daß das Kinn nach oben zeigt (sog. Schnüffelstellung)
- für das weitere Vorschieben des Bronchoskops in die Trachea wird der Kopf im unteren Halswirbelbereich nach hinten gebeugt, die Schultern werden durch ein Lagerungskissen angehoben
- das Einführen des Bronchoskops erfolgt

oft, nachdem man den Kehlkopf mit Hilfe eines Laryngoskops sichtbar gemacht hat
- das Bronchoskop wird mit der Abschrägung des sog. Schnabels nach hinten entlang der Zunge in den Mund- und Rachenbereich eingeführt
- nach Darstellung der Stimmritze wird das Bronchoskop um 90° gedreht, damit die Abschrägung des sog. Schnabels parallel zu den Stimmbändern zum Liegen kommt
- bei sehr engen Verhältnissen im Mund- und Rachenbereich wird das Bronchoskop ohne Hilfe eines Laryngoskops eingeführt
- bei tracheotomierten Patienten wird das Bronchoskop durch das Tracheostoma eingeführt
- für das Einführen des Bronchoskops durch das Tracheostoma wird ein Endotrache-

altubus durch den Mund bis kurz vor die Öffnung des Tracheostomas in die Trachea gelegt
- der Kopf des Patienten wird gleich vor dem Eingriff maximal nach hinten gebeugt und der Oberkörper im Schulterbereich angehoben
- für die Durchführung einer Bronchoskopie immer ein Absauggerät mit starker Sogleistung bereitstellen
- Instrumente vor der Vorbereitung eingehend prüfen
- die erforderlichen Spezialinstrumente immer in doppelter Ausfertigung bereitlegen
- ggf. ist zweifache Assistenz erforderlich

Hygiene
- Hände waschen
- Haarbedeckung tragen
- Mundschutz anziehen

Desinfektion
- alle benutzten Instrumente nach Beendigung der Bronchoskopie sofort zur Vorreinigung in eine Desinfektionslösung legen, die die Metalloberfläche nicht angreift
- ggf. Endotrachealtubus nach Entfernung zur Vorreinigung in Desinfektionslösung legen
- ggf. entfernte Trachealkanüle in Desinfektionslösung legen

Sterilität
- Notfallbronchoskop mit Zubehörteil regelmäßig neu sterilisieren und ständig einsatzbereit halten
- alle anderen Instrumente steril verpackt bereithalten

Material

steril:
- Spritzen
- Kanülen
- ggf. Intubationsset komplett mit Lokalanaesthetikum und Spray
- ggf. Trachealkanülen mit Konnektor
- ggf. Spritzentablett für Narkose
- ggf. Kehlkopfspritze mit gebogenem Ansatz

- Laryngoskop
- Bronchoskop mit Anschlußkabel und Beatmungsansatz
- Fremdkörperzange
- Probeexzissionszange mit Beleuchtung und Optik
- Bronchusspüler mit Sekretauffangglas
- Absaugkatheter
- Watteträger
- Biopsieröhrchen
- Laborröhrchen
- Tücher
- Handschuhe
- ggf. Spatel
- Kompressen
- Tupfer

unsteril:
- Beatmungsbeutel
- Sauerstoffanschluß
- ggf. Narkosegerät
- ggf. Stirnspiegel
- ggf. Bunsenbrenner
- ggf. Kehlkopfspiegel
- Absauggerät
- Nierenschale
- Ampullen mit Medikamenten für die Prämedikation
- Ampullen mit Lokalanaesthetika für Schleimhautanaesthesie
- Ampullen mit Adrenalin zur Blutstillung
- Ampullen mit Medikamenten für die Narkose
- Ampullen mit Notfallmedikamenten
- Flasche mit physiologischer Kochsalzlösung
- Flasche mit Desinfektionsmittel
- Blutdruckapparat
- Stethoskop
- ggf. EKG-Überwachungsgerät mit Zubehör
- fahrbarer Instrumententisch
- Lichtquelle für Bronchoskop
- Abwurfschale mit Desinfektionslösung
- Laborscheine
- Xylocain-Gel
- Heydogenspray
- Pflaster
- Schere

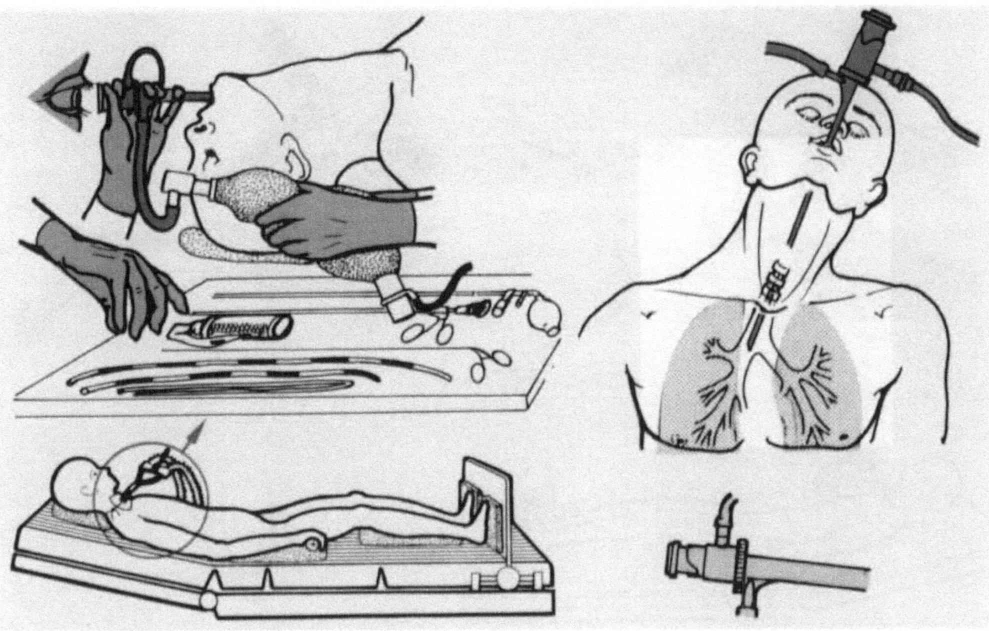

Abb. 42. Durchführung der Bronchoskopie bei Patienten ohne Tracheotomie

Merke: Eine Bronchoskopie soll in dafür ausgerüsteten Behandlungsräumen vorgenommen werden. Sie muß jedoch in besonderen Fällen, z. B. bei Transportunfähigkeit, auch im Patientenzimmer in der Intensivbehandlungsstation möglich sein. Die spezielle Lagerung des Patienten und die Handhabung der Instrumente bei der Assistenz muß das Pflegepersonal beherrschen.

Durchführung
- Hände waschen
- Handschuhe anziehen
- Instrumententisch steril abdecken
- Bronchoskop auf Funktionsfähigkeit überprüfen
- alle benötigten Instrumente in der richtigen Reihenfolge geordnet auf dem Tisch richten
- ggf. Ballon der Trachealkanüle auf Dichtigkeit prüfen
- Instrumente bis zum Beginn der Durchführung mit sterilem Tuch abdecken
- zusätzliches Material bereitlegen
- ggf. Intubationsbesteck und Narkosegerät richten und überprüfen
- Patienten sachgerecht lagern
- ggf. das Kopfbrett des Bettes entfernen, damit der Kopf des Patienten von allen Seiten frei zugängig ist
- ggf. Patienten an EKG-Überwachungsgerät anschließen
- Arzt und zweite Assistenz benachrichtigen
- ggf. wird Atropin nachinjiziert
- ggf. wird die Narkose eingeleitet
- ggf. wird die Lokalanaesthesie mit Hilfe der indirekten Laryngoskopie vorgenommen
- sterile Handschuhe anziehen
- dem Arzt sterile Handschuhe geben
- sterilen Tisch so stellen, daß auch der Arzt Instrumente entnehmen kann

- die orale Einführung des Bronchoskops wird in der Regel wie folgt durchgeführt:

- der Kopf des Patienten liegt angehoben in sog. Schnüffelstellung

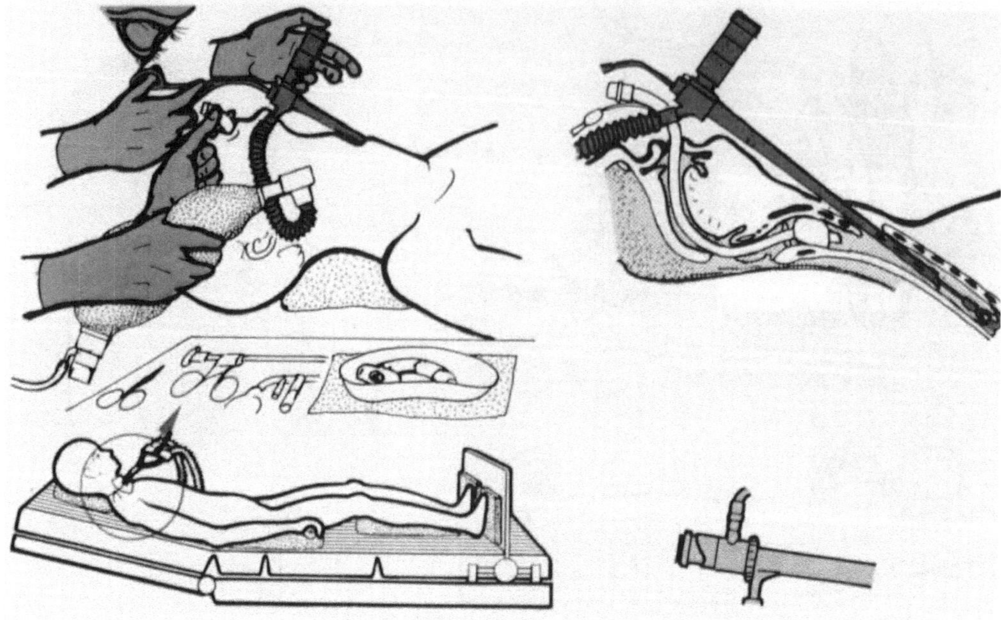

Abb. 43. Durchführung der Bronchoskopie während der Langzeitbeatmung

Merke: Bei Patienten während der Dauerbeatmung kann bei Unterbrechung der Ventilation sehr schnell ein Herzstillstand auftreten. Die kontinuierliche Ventilation ist bei der Durchführung der Bronchoskopie das erste Gebot. Vor Entfernen der Trachealkanüle soll der Patient sicherheitshalber intubiert werden. Der Endotrachealtubus verbleibt auch während der Bronchoskopie unmittelbar oberhalb des Tracheostomas.

– ggf. Laryngoskop dem Arzt geben
– ggf. Rachenraum absaugen
– Bronchoskop dem Arzt so anreichen, daß die Öffnung des sog. Schnabels nach hinten zeigt
– Bronchoskop wird entlang der Zunge bis zur Darstellung des Kehlkopfdeckels eingeführt
– Kehlkopfdeckel wird mit dem Bronchoskop angehoben und vor die Stimmbänder geschoben
– Bronchoskop wird um 90° gedreht und zwischen den Stimmbändern in die Trachea geschoben
– Beatmungsbeutel mit Konnektor an den Beatmungsstutzen des Bronchoskops anschließen und den Patienten mit reinem Sauerstoff hyperventilieren

– ggf. Laryngoskop dem Arzt abnehmen
– Oberköprer des Patienten in Schulterhöhe anheben und Kopf maximal rekliniert lassen
– ggf. nach Angabe des Arztes Schildknorpel mit zartem Druck fixieren
– das Bronchoskop wird in die Trachea vorgeschoben
– Patienten ausreichend mit Sauerstoff bzw. Narkosegasgemisch ventilieren
– bei der Ventilation ist zu berücksichtigen, daß das System undicht ist
– dem Arzt beim Eingriff assistieren
– Patienten überwachen

– das Einführen des Bronchoskops bei beatmeten Patienten über das Tracheostoma wird in der Regel wie folgt durchgeführt:

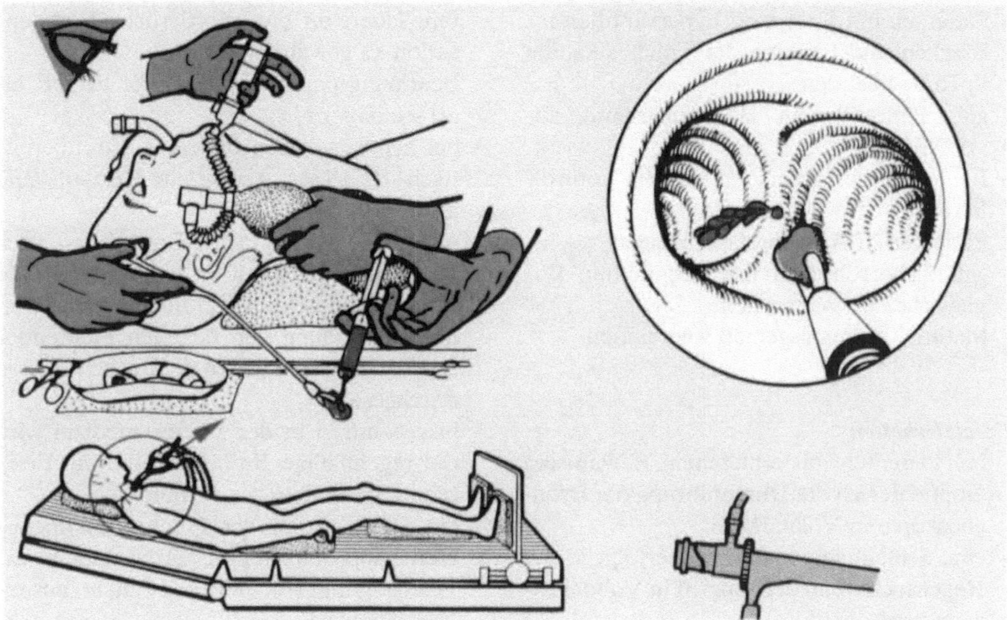

Abb. 44. Behandlung von Blutungen im Tracheobronchealraum durch Bronchoskopie

Merke: Die Blutgerinnung bei Patienten in der Intensivbehandlung ist oft gestört. Verletzungen der Schleimhaut durch Absaugen, besonders an der Teilungsstelle der Luftröhre – carina – können zu starken Blutungen führen. In diesen Fällen muß der Arzt sofort benachrichtigt und die Bronchoskopie vorbereitet werden.

- Einführen des Endotrachealtubus bis kurz vor die Trachealkanüle
- Patienten lagern
- der Oberkörper wird in Schulterhöhe angehoben, der Kopf ist maximal rekliniert
- Patienten mit reinem Sauerstoff über die Trachealkanüle hyperventilieren
- Trachealkanüle entblocken
- Trachealkanüle entfernen und in Desinfektionslösung abwerfen
- Bronchoskop dem Arzt geben
- Arzt führt das Bronchoskop durch das Tracheostoma ein
- Beatmungsbeutel mit Konnektor an den Beatmungsstutzen des Bronchoskops anschließen und Patienten mit reinem Sauerstoff hyperventilieren
- Arzt führt das Bronchoskop tief in die Trachea ein

- dem Arzt die gewünschten Instrumente reichen
- bei Fremdkörperentfernung und Absaugen assistieren
- während der ganzen Durchführung Patienten ausreichend beatmen, Leckverlust beachten
- ggf. Narkosegas sachgerecht zuführen
- Kreislauf überwachen
- EKG-Veränderungen beachten und dem Arzt melden
- ggf. auf Anordnung Atropin i.v. injizieren
- sterile Trachealkanüle vorbereiten und bereithalten
- nach Entfernen des Bronchoskops Trachealkanüle mit Konnektor schnell einführen, abblocken und fixiert halten
- Beatmungsbeutel an Konnektor der Trachealkanüle anschließen

- Patienten mit Sauerstoff hyperventilieren
- Blocken und Fixieren der Trachealkanüle in Ruhe beenden
- ggf. Patienten an Beatmungsgerät anschließen
- Beamtungsgerät vorschriftsmäßig kontrollieren
- Patienten in Ausgangslage bringen
- ggf. Laborröhrchen mit ausgefüllten Begleitscheinen weiterleiten
- Material ordnungsgemäß wegräumen

Besonderheiten
- bei Patienten mit erhaltenem Bewußtsein empfiehlt sich die Durchführung der Bronchoskopie in Vollnarkose
- eine Schleimhautanaesthesie erfolgt in der Regel auch wenn der Eingriff in Vollnarkose gemacht wird
- in der Intensivbehandlung kann das bronchoskopische Absaugen ggf. mit Bronchusspülung notwendig werden
- nach Aspiration erfolgt in der Regel eine Spülung des Tracheobronchialbaumes mit Hilfe eines Notfallbronchoskops
- die überstreckte Kopflagerung bei der oro-endotrachealen Einführung des Bronchoskops schafft durch die starke Lordose der Halswirbelsäule ein schweres Einführungshindernis
- für die oro-endotracheale Einführung empfiehlt sich sowohl für Zähne als auch für zahnlose Kiefer ein ausreichender Schutz durch Polsterung
- eine Lippenquetschung läßt sich durch Wegziehen der Oberlippe vermeiden
- bei Verlegung der Öffnung des Bronchoskops wird die Ein- und Ausatmung plötzlich behindert
- durch Zurückziehen des Bronchoskops bis oberhalb der Bifurkation und durch leichten Druck mit zwei Fingern auf den Schildknorpel läßt sich die Beatmung effektiver gestalten
- eine intravenöse Atropingabe zur Vagusdämpfung kann mehrmals notwendig werden
- vor und nach jeder notwendigen Pause in der Beatmung ist durch Hyperventilation mit Sauerstoff die erforderliche Kompensation zu gewährleisten
- Beatmungspausen sollen nie länger als 30 sec dauern
- bei hypoxämischen Patienten kann bereits nach 10–15 sec Apnoe ein Herzstillstand auftreten
- mit Hilfe eines Stütz-Endoskops nach Kleinsasser oder Seiffert kann eine direkte Laryngoskopie durchgeführt werden
- die Anwendung von flexiblen Fiberendoskopen hat sich auch für die Bronchoskopie durchgesetzt
- insbesondere in der Intensivmedizin wird die regelmäßige Bronchoskopie mit flexiblen Fiberendoskopen empfohlen
- die Desinfektion der Fiberendoskope ist nicht unproblematisch, insbesondere die Übertragung von Viren ist nicht ausreichend geklärt
- eine einfache Durchspülung mit Wasser, wie es vielerorts empfohlen wird, ist nicht ausreichend
- die äußere Behandlung mit Desinfektionsmitteln ist ungenügend, auch die kurze Durchspülung mit Alkohol oder anderen Desinfektionsmitteln reicht in der Regel nicht aus
- die Anwendung von sog. Fiberskop-Desinfektoren ist anzuraten
- die endoskopische Untersuchung der Außenfläche der Lunge bzw. des Pleuraraumes erfolgt durch die Thorakoskopie
- thorakoskopische Eingriffe werden in der Regel wegen der besseren Sterilitätsbedingungen im Operationssaal bzw. in hierfür besonders eingerichteten Untersuchungsräumen vorgenommen

Fehler und Gefahren
- Verletzung der Lippen durch Einklemmen zwischen Rohr und Zahnreihe
- Ab- und Ausbrechen von Zähnen bei schlechtem Zahnstatus und ungenügendem Zahnschutz
- Weichteilverletzungen im Pharynx bei Einführen des Bronchoskops
- Verrenkung des Stellknorpels mit Fixation eines Stimmbandes

- Verletzung der Stimmbänder bei reflektorisch geschlossener Glottis
- Glottisödem durch zu großkalibriges Rohr, besonders bei Kindern
- Laryngospasmus
- Bronchospasmus
- tieferes Eindringen von Fremdkörpern durch Überdruckbeatmung
- unvollständige Fremdkörperentfernung
- Blutungen
- Aspiration durch Reflux von Mageninhalt
- Pneumothorax als Folge zu starker Hustenstöße bei ungenügender Anaesthesie
- Perforation in die Speiseröhre, in das Mediastinum mit schwerer Beeinträchtigung des Allgemeinzustandes
- Bradykardie bei ungenügender Ausschaltung des Vagusreflexes
- Hypoxie bei ungenügender Beatmung und Sauerstoffzufuhr
- CO_2-Anstieg bei nicht ausreichender Ventilation

16. Gastroskopie

Zweck
- Diagnose karzinomverdächtiger Wandveränderungen
- Diagnose nach unklaren Ergebnissen von röntgenologischen Untersuchungen
- Materialentnahme für histologische und zytologische Untersuchungen
- Funktionsprüfung der Kardia
- Polypenabtragung
- Diagnose bei Blutungen

Organisation
- Gastroskopien auf der Intensivbehandlungsstation werden in der Regel zur Diagnose von Blutungen im Magen oder im Duodenum durchgeführt
- für die Durchführung einer Gastroskopie sollten mit dem Konsiliararzt feste Termine vereinbart werden
- den behandelnden Arzt immer über den vereinbarten Termin informieren und ihn rechtzeitig benachrichtigen
- vor dem Eintreffen des Konsiliararztes benötigte Instrumente und Material bereitstellen
- vorhandene Röntgenbilder des Magen-Darm-Traktes bereitlegen
- für die Durchführung der Gastroskopie ist eine vorangehende Nahrungskarenz von mindestens 12 Std erforderlich
- vor Durchführung der Gastroskopie wird in der Regel eine ordnungsgemäße Prämedikation vorgenommen
- die Gastroskopie erfolgt in der Regel in der linken Seitenlage
- die Durchführung der Gastroskopie erfolgt in der Regel in speziell dafür eingerichteten Untersuchungsräumen

Hygiene
- Hände waschen
- Handschuhe anziehen

Desinfektion
- die nicht sterilisierbaren Teile des Gastroskops mit einer desinfizierenden Lösung abwaschen
- sterilisierbare Zubehörteile vor der Sterilisation in desinfizierender Lösung spülen

Sterilität
- Endoskop und Zusatzinstrumente immer vor einem Eingriff rechtzeitig sterilisieren

Material

steril:
- Kanülen Nr. 1 und 17
- 2 Spritzen à 2 ml
- ggf. 2 Spritzen à 20 ml
- Endoskop mit prograder Optik
- ggf. Endoskop mit seitlicher Optik
- ggf. Biopsiezange
- ggf. graduierte Meßsonde
- ggf. Zytologiebürste
- ggf. elektrische Schlinge
- ggf. Spülanschluß
- ggf. Manometriegerät
- ggf. Manometriesonde
- Beißring
- ggf. langer Führungsdraht
- ggf. kurzer Führungsdraht
- ggf. Stark'scher Dilatator
- ggf. Magensonde
- ggf. Biopsieröhrchen mit Fixierlösung
- Laborröhrchen
- Tücher
- Handschuhe
- Kompressen
- Tupfer

unsteril:
- Ampulle mit Atropin
- Ampulle mit gewünschtem Prämedikationsmittel

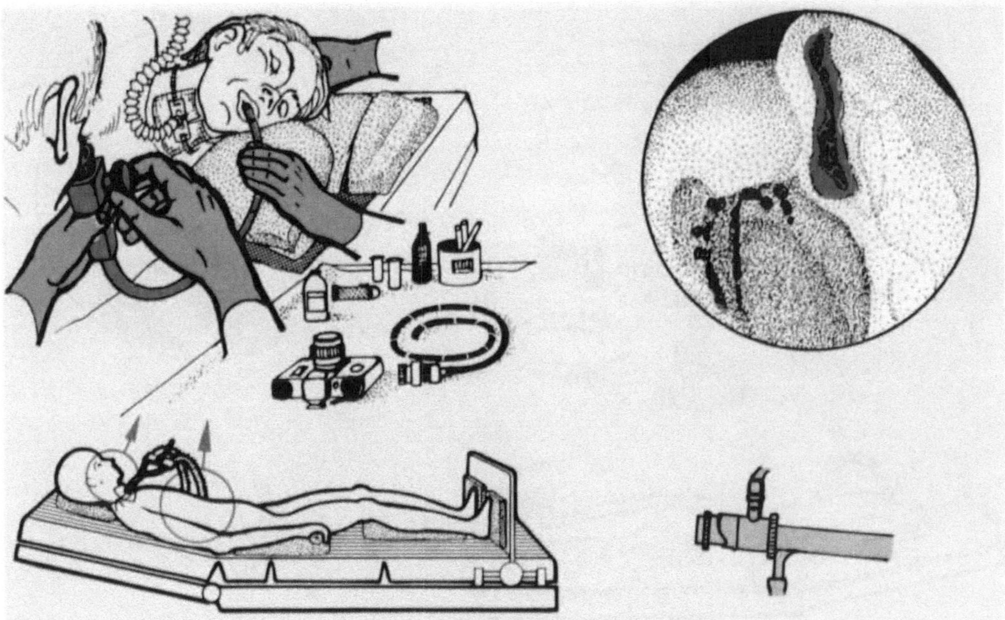

Abb. 45. Untersuchung der Magenschleimhaut bei Patienten in der Intensivbehandlung

Merke: Ulkusbildungen und Blutungen im Magen und Zwölffingerdarm sind häufig auftretende Probleme in der Intensivbehandlung. Der Magensaft soll ständig auf Blutbeimischung kontrolliert werden. Die korrekte Vorbereitung und Assistenz der Gastroskopie müssen auf der Intensivbehandlungsstation gewährleistet sein.

- ggf. 4 Ampullen physiologische Kochsalzlösung à 10 ml
- ggf. 2 Ampullen Glucagon à 1 mg
- ggf. 1 Ampulle Röntgenkontrastmittel
- Magensaft-Entschäumer
- Flasche mit Spülflüssigkeit
- Flasche mit Desinfektionsmittel
- Wundspray
- Blutdruckapparat
- fahrbarer Instrumententisch
- ggf. Röntgenschutz für Arzt und Assistenz
- ggf. fahrbares Röntgengerät

Durchführung
- Hände waschen
- Patienten entsprechend der Verordnung prämedizieren
- sterile Handschuhe anziehen
- Instrumententisch steril abdecken

- Endoskop auf Funktionsfähigkeit überprüfen
- alle benötigten Instrumente in der richtigen Reihenfolge auf dem Tisch richten
- Instrumente bis zum Beginn der Durchführung mit sterilem Tuch abdecken
- Arzt benachrichtigen
- ggf. dem Patienten Zahnprothese entfernen und in desinfizierende Lösung legen
- Patienten auf die linke Seite lagern
- Kopf des Patienten auf eine mit Zellstoff bedeckte Kopfrolle lagern
- Handschuhe wechseln
- dem Arzt Handschuhe geben
- dem Arzt das funktionsbereite Endoskop geben
- ggf. Beißring zwischen die Zähne des Patienten einführen
- beim Einführen des Endoskops assistieren

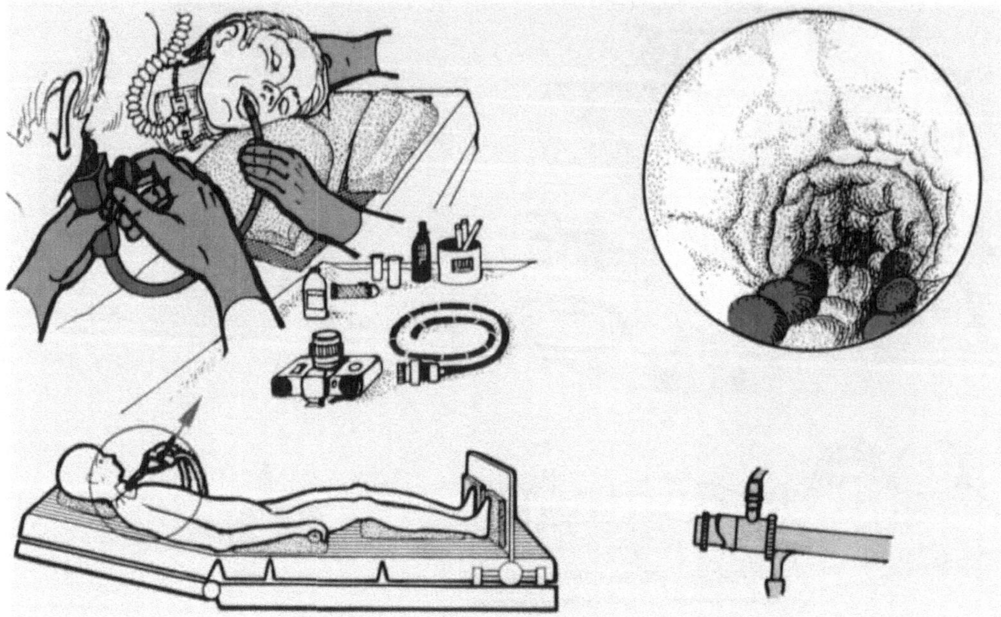

Abb. 46. Untersuchung der Speiseröhre bei Patienten in der Intensivbehandlung

Merke: Blutungen, Ulkusbildung durch länger liegende Magensonde und Fistelbildung zwischen Trachea und Speiseröhre können bei Patienten in der Intensivbehandlung auftreten. Die Untersuchung und evtl. Behandlung erfolgt durch einen Konsiliararzt. Bereitstellung des Instrumentariums und Assistenz ist Aufgabe des Personals der Intensivbehandlungsstation.

– ggf. auf Aufforderung des Arztes Endoskop vorschieben oder zurückziehen
– ggf. Patienten zum gleichmäßigen Atmen auffordern
– ggf. Patienten dazu anhalten, den Speichel nicht zu schlucken, sondern auf den untergelegten Zellstoff ausfließen zu lassen
– bei Bedarf Zellstoff erneuern
– ggf. Spüllösung an Endoskopansatz anschließen
– ggf. Biopsiezange anreichen
– ggf. Biopsieröhrchen bereithalten
– ggf. Zytologiebürste dem Arzt anreichen
– ggf. Meßsonde dem Arzt geben
– nach Beendigung der Endoskopie Patienten in Ausgangsposition lagern
– Untersuchungsröhrchen mit ausgefülltem Begleitschein den Untersuchungsstellen zuleiten

– Material wegräumen
– ggf. den Patienten bis zum Abklingen der Sedierung überwachen

Besonderheiten
– für eine möglichst atraumatische Durchführung ist die richtige Lagerung des Kopfes und eine sachgerechte Assistenz von Bedeutung
– der Kopf soll gestreckt, aber nicht überstreckt werden
– nach Einführen des Endoskops werden zur Aufhebung der Peristaltik in der Regel 0,2 mg Glucagon i.v. injiziert
– mit denselben Instrumenten kann man eine Ösophaguskopie und eine Bulbuskopie durchführen
– zu bestimmten diagnostischen Zwecken

kann man mit Hilfe der Manometrie den Druck im Ösophagus messen
- als therapeutischer Eingriff kann eine Kardiasprengung im Rahmen der Ösophaguskopie vorgenommen werden
- die Kardiasprengung unter endoskopischer Sicht erfolgt zur Behandlung der Achalasie
- zur Durchführung der Kardiasprengung wird in der Regel der Stark'sche Dilatator verwendet
- die Einführung des Stark'schen Dilatators in den Ösophagus erfolgt vor dem Einführen des Endoskops
- die Ösophaguskopie kann auch mit starrem Endoskoprohr erfolgen
- das Abtragen von Polypen erfolgt mit Hilfe der elektrischen Schlinge
- bei auftretenden Komplikationen nach Polypenabtragung kann ein anschließender operativer Eingriff erforderlich werden
- bei Erkrankungen der Bauchspeicheldrüse und der Gallenblase kann eine Duodenoskopie mit seitlicher Optik vorgenommen werden
- das Einführen der Sonde in den Ductus choledochus erfolgt mit Hilfe des langen Führungsdrahtes
- nach Sondierung der Papilla vateri kann eine Kontraströntgendarstellung des Gallen- und/oder Pankreasganges erfolgen
- bei Darstellung des Gallen- und Pankreasgangsystems sind Röntgenaufnahmen während und nach der Untersuchung erforderlich

Fehler und Gefahren
- Weichteilverletzungen im Rachenraum bei traumatischer Einführungstechnik
- Glottisödem bei zu großem Durchmesser des Endoskops
- Laryngospasmus
- Ösophagusperforation
- Mediastinitis, retroperitoneale Phlegmone, Pneumothorax als Perforationsfolge
- Blutung nach Polypenabtragung
- Nacken- und Schluckschmerzen
- ggf. Blutung nach Kardiasprengung
- ggf. Aktivierung oder Verschlimmerung latenter oder bestehender Pankreatitis nach Kontrastmitteldarstellung des Pankreasganges
- Kontrastmittelreaktion besonders bei Pankreaszyste und nicht rechtzeitiger Operation
- Cholezystitis und Cholangitis nach Kontrastmitteldarstellung des Gallenganges

17. Rektoskopie

Zweck
- diagnostische Abklärung bei auftretenden Schmerzen während des Stuhlganges, Obstipation, Diarrhoe, Hämorrhoiden, Colitis, Tumoren
- Früherkennung karzinogener Prozesse
- Lokalisation von Blutungsquellen

Organisation
- Rektoskopien auf der Intensivbehandlungsstation erfolgen in der Regel für die Diagnose einer starken Blutung aus dem Anus
- für die Durchführung einer Rektoskopie sollten mit dem Konsiliararzt feste Termine vereinbart werden
- den behandelnden Arzt immer über den vereinbarten Termin informieren und ihn rechtzeitig benachrichtigen
- vor Eintreffen des Konsiliararztes benötigte Instrumente und Material bereitstellen
- für die Durchführung der Rektoskopie soll der Patient nüchtern sein
- den Enddarm mit Einmalklistier entleeren
- gehfähige und kooperative Patienten führen die Klysmaanwendung auf der Toilette selbst durch
- bei der Erklärung der Anwendung ist besonders darauf hinzuweisen, daß das Klysma, wenn eben möglich, 5–10 min im Darm verbleiben soll
- bettlägerigen Patienten verabfolgt die Pflegekraft das Klysma und gibt ihnen die notwendige Hilfe bei der Stuhlentleerung
- wache, kooperative Patienten werden in Knie-Ellenbogenlage gebracht
- bei reduziertem Allgemeinzustand und Bewußtlosigkeit des Patienten erfolgt die Durchführung in linker Seitenlage oder Steinschnittlage

Hygiene
- Hände waschen
- Einmalhandschuhe anziehen

Desinfektion
- vor Fissurbehandlung und Thromboseneröffnung wird die Haut zweimal desinfiziert

Sterilität
- zur Fissur- und Hämorrhoidenbehandlung, Thromboseneröffnung und Fisteldrainage nur sterile Instrumente verwenden
- Vorbereitung und Assistenz müssen für die obengenannten Maßnahmen auch im Patientenzimmer so durchgeführt werden, daß die Einhaltung der Sterilität gewährleistet ist

Material

steril:
- Kanülen Nr. 1 und 17
- Spritzen à 1 ml, 2 ml und 5 ml
- Rektoskope verschiedener Größen mit Zuleitung
- Proktoskop mit seitlichem Fenster
- progrades Rektoskop
- Anuskop mit Lupe und Gebläse
- Mastdarmspekulum (oder Rektraktor nach Parks)
- ggf. Skalpell
- ggf. anatomische Pinzette
- ggf. chirurgische Pinzette
- ggf. Moskitoklemme
- ggf. Knopfsonde
- ggf. Lochsonde
- ggf. Hämorrhoidennadel
- ggf. Probeexzissionszange
- ggf. Tupferträger
- ggf. Diathermieschlinge
- ggf. Koagulationsstab
- Handschuhe

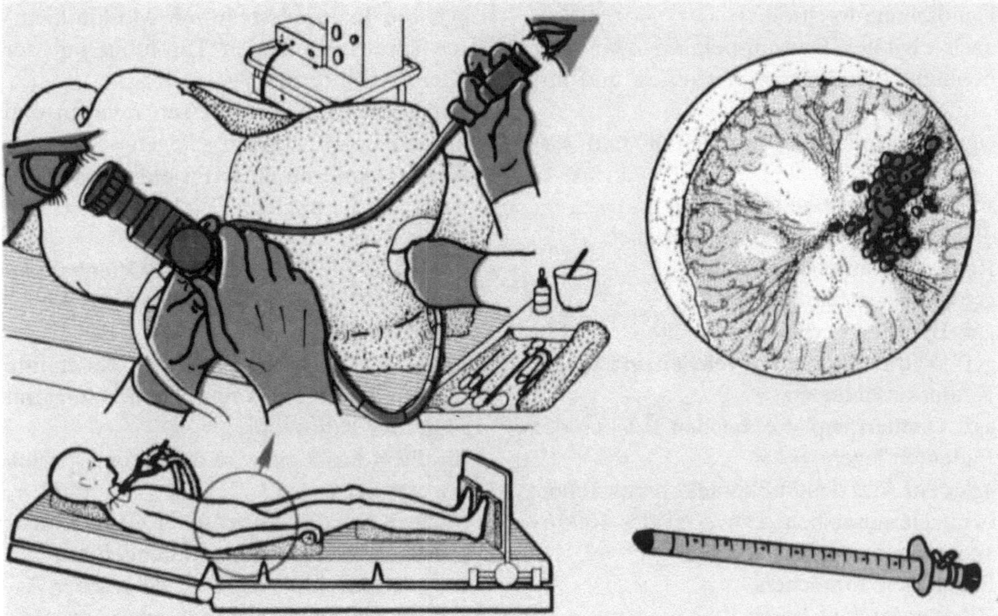

Abb. 47. Untersuchung des Enddarmes

Merke: Blutungen aus dem Enddarm machen eine rektoskopische Untersuchung bei Patienten in der Intensivbehandlung am häufigsten erforderlich. Aus hygienischen Gründen soll der Eingriff nicht im Patientenzimmer erfolgen. Instrumente und Assistenz werden ggf. durch die Station bereitgestellt.

– Fingerlinge
– Lochtuch
– Tuchklemmen
– Absaugrohr bzw. Katheter
– Tupfer
– Kompressen
– Watte
– Biopsieröhrchen mit Fixierlösung
– Abstrichröhrchen mit Watteträger

unsteril:
– ggf. Ampulle mit Lokalanaesthetikum
– ggf. Ampulle mit Adrenalinlösung zur lokalen Blutstillung
– ggf. Ampulle mit Medikament zur Varizenverödung (Proktocuran – chininhaltig)
– Flasche mit Desinfektionsmittel
– Lichtprojektor mit Anschluß zum Rektoskop
– Diathermiegerät mit Zubehör
– Absauggerät

– ggf. Fotoausrüstung
– Op-Lampe
– Schale mit Wasser
– Abwurfschale
– Heizkissen
– Heparinsalbe
– Ampullensäge
– Heftpflaster
– Schere

Durchführung
– Hände waschen
– sterile Handschuhe anziehen
– steriles Material auf steril abgedecktem Tisch richten und mit sterilem Tuch abdecken
– unsteriles Material bereitstellen
– Patienten lagern
– Arzt benachrichtigen
– Op-Lampe zur Inspektion der äußeren Analgegend richtig einstellen

- Handschuhe wechseln
- nach digitaler Darminspektion dem Arzt benutzte Handschuhe abstreifen und abwerfen
- eigene Handschuhe abstreifen und abwerfen
- sterile Handschuhe anziehen
- dem Arzt sterile Handschuhe geben
- Rektoskop anreichen
- ggf. Biopsiezange reichen
- ggf. Biopsieröhrchen bereithalten
- ggf. Diathermieschlinge reichen und an den Kauter anschließen
- ggf. Diathermieplatte auf den Rücken des Patienten legen
- ggf. dem Arzt den Fußkontakt bereitstellen
- beim Herausziehen dem Arzt das Rektoskop abnehmen und ablegen
- Proktoskop anreichen
- Biopsieröhrchen beschriften und mit ausgefülltem Begleitschein weiterleiten
- Patienten bequem lagern
- Instrumente in Desinfektionslösung legen
- Material wegräumen

Besonderheiten
- das Rektoskop ist vor dem Einführen zwischen einem zusammengelegten Heizkissen anzuwärmen
- bei anatomischen Varianten und pathologischen Verwachsungen kann das Aufblähen des Rektums mit Luft erforderlich werden
- vor Hämorrhoiden-, Fistel- und Fissurbehandlung ist ein Klysma nicht erforderlich
- für die Hämorrhoidenverödung und Fissurbehandlung werden nur das Proktoskop und Spritze mit aufgezogenem Verödungsmittel und Kanüle benötigt
- die Injektionsstellen sind zweimal zu desinfizieren
- nur bei frischen Fissuren erfolgt eine Behandlung durch Injektion
- chronische Fissuren müssen operativ behandelt werden
- für die Thrombosenentfernung wird die Analfalte mit Kompressen tamponiert
- Thrombosestelle und Umgebung müssen desinfiziert werden
- nach Stichinzision mit Skalpell wird die Thrombose durch den Arzt ausgedrückt

- ggf. die Inzissionsstelle mit Moskitoklemme spreizen und den Thrombus mit der Klemme entfernen
- Analregion mit Kompressen reinigen und einen Heparinverband anlegen
- für das Anlegen einer Fisteldrainage wird nach Sondierung der Fistel ein Kunststofffaden durch die Fistel gezogen
- der geknotete Faden muß zur Offenhaltung der Analfistel mit Heftpflaster am Gesäß fixiert werden
- die Untersuchung der höheren Abschnitte des Dünndarmes bis zum Sigma erfolgt mit Hilfe der Koloskopie
- für die Koloskopie wird der Patient speziell vorbereitet
- totale Koloskopie wird unter gleichzeitiger Röntgendurchleuchtung durchgeführt
- vor der Durchführung sind bei wachen Patienten ein Sedativum und ein Spasmolytikum zu injizieren
- zur Begradigung des Sigmas wird vor der Einführung ein Tubus über das Koloskop geschoben
- sobald das Koloskop die linke Flexur passiert hat, wird der Tubus vorgeschoben

Fehler und Gefahren
- Blutung nach Biopsie und Polypenabtragung
- Allergie nach Hämorrhoidenverödung
- Schleimhautverletzungen durch mangelhaftes Instrumentarium und nicht exakt eingepaßte Obturatoren
- Darmwandnekrosen und Perforation durch Defekte der elektrischen Geräte
- Spasmus beim Passieren einer organischen Stenose mit dem Koloskop
- eingeschränkte Übersicht durch unzureichende Darmentleerung
- ungenügende diagnostische Ausbeute und Komplikationen bei der Einführung des Koloskops durch unsachgemäße Lagerung
- retroperitoneales Emphysem, Abszeßbildung und phlegmonösgangräne Entzündung durch Perforation im extraperitonealen Rektumabschnitt
- akute Peritonitis mit Schocksymptomatik durch Eindringen von Spülflüssigkeit und flüssigem Stuhl ins freie Peritoneum

18. Zystoskopie

Zweck
– Kontrolle der Harnblase
– Kontrolle der Uretermündung
– Entnahme von Gewebsproben für diagno-
  stische Untersuchungen
– Steinzertrümmerung und -entfernung
– Tumorkoagulation
– Blutstillung in der Harnblase
– gezielte Urinentnahme
– Einführen von Ureterkathetern
– Ureterspülung
– retrograde Urethrographie
– Einführen von Uretersteinschlingen

Organisation
– Zystoskopien auf der Intensivbehandlungsstation werden in der Regel für die Diffe-
  rentialdiagnose bei Sistieren der Urinausscheidung oder bei Blutungen durchgeführt
– für die Durchführung einer Zystoskopie
  sollten mit dem Konsiliararzt feste Termine
  vereinbart werden
– den behandelnden Arzt immer über den
  vereinbarten Termin informieren und ihn
  rechtzeitig benachrichtigen
– vor Eintreffen des Konsiliararztes benötigte Instrumente und Material bereitstellen
– bei Patienten mit erhaltenem Bewußtsein
  erfolgt die Durchführung der Zystoskopie
  in der Regel in Kurznarkose
– sterile Assistenz ist erforderlich

Hygiene
– Hände waschen
– Haarbedeckung und Mundschutz anziehen
– Behaarung abrasieren
– Genitalgegend des Patienten mit desinfizie-
  render Lösung reinigen

Desinfektion
– für die Reinigung und Desinfektion der
  urologischen endoskopischen Instrumente

dürfen nur Mittel verwendet werden, die
die Metalloberfläche nicht angreifen
– Operateur und Assistenz führen chirurgische Händedesinfektion durch
– Harnröhreneingang und Umgebung werden vor Einführen des Zystoskops zweimal
  desinfiziert

Sterilität
– Instrumente rechtzeitig vor dem Eingriff
  sterilisieren
– Gummikappen müssen abgenommen und
  gesondert sterilisiert werden
– für die Sterilisation von Optiken darf die
  Temperatur 60° C nicht überschreiten
– Arzt und Assistenz ziehen sterile Schutzkleidung und sterile Handschuhe an

Material
steril:
– Zystoskop mit den benötigten Arbeitsein-
  sätzen
– Optik
– Lichtzuleitungskabel
– ggf. Ureterkatheter
– Bougierungsstab
– Dreiwegehahn
– Spülflüssigkeit mit Zuführungssystem
– Gleitmittel
– Abdecktücher
– Lochtuch
– Tuchklemmen
– Kittel
– Handschuhe
– Kompressen
– Tupfer
– Laborröhrchen
– ggf. Urinbeutel

unsteril:
– Flasche mit Desinfektionsmittel
– Kaltlichtquelle

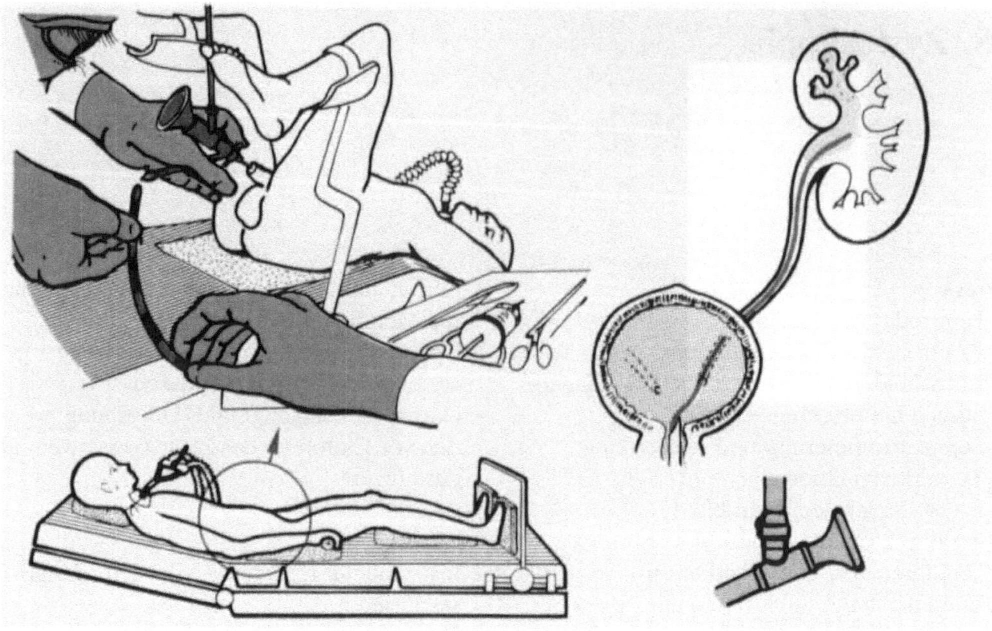

Abb. 48. Untersuchung der Harnblase bei Patienten in der Intensivbehandlung

Merke: Eine Zystoskopie wird auf einer Intensivbehandlungsstation relativ selten vorgenommen. Aus hygienischen Gründen soll sie in entsprechenden Untersuchungsräumen durchgeführt werden. Oft ist jedoch das Risiko des Transports von Patienten während der Intensivbehandlung zu groß. Für einfache Eingriffe, wie z. B. Einführen von Harnleiterkathetern, sollen Instrumente und Assistenz an Ort und Stelle zur Verfügung stehen.

- Beinstützen
- Drehstuhl
- Gefäß zum Auffangen der Spülflüssigkeit
- Gummischürzen
- wasserdichte Unterlage
- Abwurfbehälter
- Laborscheine
- Zellstoff
- Heftpflaster
- Schere

Durchführung
- Hände waschen
- Behaarung abrasieren
- Genitalgegend mit desinfizierender Lösung reinigen
- Handschuhe anziehen
- steriles und unsteriles Material auf zwei getrennten Tischen richten

- Patienten in Steinschnittlage bringen
- wasserdichte Unterlage unter das Gesäß des Patienten legen
- Anaesthesist, Operateur und unsterile Assistenz benachrichtigen
- ggf. wird Narkose eingeleitet
- Operateur und sterile Assistenz führen Händedesinfektion durch
- sterile Handschuhe anziehen
- dem Arzt sterile Handschuhe geben
- Arzt beim Anziehen des sterilen Kittels helfen
- sterilen Tisch so stellen, daß auch der Arzt Instrumente entnehmen kann
- den Eingriff aufmerksam verfolgen und dabei assistieren

- der Eingriff wird in der Regel wie folgt durchgeführt:

- Desinfektion der Harnröhrenmündung und Umgebung
- Abdecken mit sterilem Lochtuch
- Einspritzen von Gleitmittel in die Harnröhre
- ggf. Bougierung der Harnröhre
- Einführen des Zystoskops in die Harnröhre
- Vorschieben des Zystoskops in die Blase
- Auffüllen der Blase mit Spülflüssigkeit
- Inspektion der Blasenschleimhaut und der Ostien
- ggf. Auswechseln der Optik
- ggf. Einführen verschiedener Arbeitseinsätze
- die Arbeitseinsätze ermöglichen eine sichere Führung der Hilfsinstrumente, wie Sonden, Zangen, Schlingen, Katheter
- bei Einführen von Ureterkathetern erfolgt ggf. getrennte Urinableitung aus der rechten und linken Niere
- aus jedem Harnleiter wird ein genau gekennzeichnetes Laborröhrchen mit Urin gefüllt
- nach Abschluß der Untersuchung Ablassen der Spülflüssigkeit aus der Blase
- Entfernen des Zystoskops aus der Blase und Harnröhre
- die Narkose wird ausgeleitet
- Patienten in Ausgangslage bringen
- Laborröhrchen, genau gekennzeichnet mit links und rechts, mit ausgefülltem Begleitschein zur Untersuchung weiterleiten
- Material ordnungsgemäß wegräumen
- Patienten nach ärztlicher Anordnung überwachen

Besonderheiten

- die Untersuchung der Harnröhre erfolgt im Rahmen der Urethrozystoskopie
- bei der Urethrozystoskopie wird das Zystoskop unter Sicht eingeführt
- Voraussetzung für diese Methode ist eine gute Harnröhrenanaesthesie und ein ausreichender Druck der Spülflüssigkeit von mindestens 1 m H_2O
- Operationen in der Blase und der Vorsteherdrüse sind durch ein spezielles Schneideinstrument (Resektoskop) möglich

- arterielle Blutungen werden durch Koagulation gestillt
- Blutungen in der Prostataloge können durch einen großen Ballonkatheter (30–50 ml Füllung des Ballons) komprimiert werden
- wird in Verbindung mit der Zystoskopie ein retrogrades Pyologramm durchgeführt, ist rechtzeitig die Röntgenassistenz zu benachrichtigen
- nach der Zystoskopie wird bei männlichen Patienten ggf. eine Längenmessung der Vorsteherdrüse mittels der Zentimetereinteilung am Instrumentenschaft durchgeführt
- Harnleitersteine werden entweder mit der Schlinge vorsichtig gezogen oder die Schlinge wird in dem Harnleiter belassen, damit sie durch Peristaltik mit dem Stein nach einigen Tagen ausgeschwemmt wird
- die Einführung der Schlinge in den Ureter an dem Stein vorbei erfolgt unter röntgenologischer Sichtkontrolle
- die Reinigung und Pflege der urologischen Instrumente erfordert besondere Sorgfalt und Sachkenntnis
- die Objektiv- und Okularfenster müssen vollkommen klar sein
- sie sind nach jeder Reinigung vorsichtig mit in Alkohol oder Aceton getränkten Tupfern abzureiben
- Scharniere an Arbeitsoptiken und -einsätzen bedürfen in gewissen Zeitabständen der Einfettung mit Spezialöl
- die Öffnungen der abdichtenden Gummikappen müssen der Charr. Größe der Sonden entsprechen (6 Charr. etwa 1 mm)

Fehler und Gefahren

- aszendierende Infektion
- Verletzung der Schleimhaut in der Urethra
- Perforation der Urethra
- sekundäre Harnröhrenstrikturen
- Blutungen
- Urinphlegmone

Sachverzeichnis

Fachschwester – Fachpfleger

Fachschwester – Fachpfleger

Innere Medizin- Intensivmedizin

Herausgeber: M. Alcock, P. Barth,
K. D. Grosser, W. Nachtwey, G. A. Neuhaus,
F. Praetorius, H. P. Schuster, M. Sucharowski,
P. Wahl

S. M. Brooks

Fortbildung 1

**Grundlagen der Wasser- und Elektrolyt-
haushaltes**

Deutsche Bearbeitung von H. P. Schuster,
H. Lauer
Übersetzt aus dem Amerikanischen von
G. Kaiser, M. Kaiser
1978. 27 Ábbildungen, 13 Tabellen.
XIII, 67 Seiten
DM 18,–; approx. US $ 9.90
ISBN 3-540-08429-0

J. M. Krueger

Fortbildung 2

Überwachung des zentralen Venendrucks

Übersetzt aus dem Amerikanischen von
G. Kaiser, M. Kaiser
1978. 51 Abbildungen. IX, 60 Seiten
DM 9,80; approx. US $ 5.40
ISBN 3-540-08574-2

H. P. Schuster, H. Schönborn, H. Lauer

Fortbildung 3

**Schock
Entstehung, Erkennung, Überwachung,
Behandlung**

1978. 39 Abbildungen, 10 Tabellen.
X, 65 Seiten
DM 19,80; approx. US $ 10.90
ISBN 3-540-08736-2

Operative Medizin

Herausgeber: G. Gille, B. Horisberger,
B. Kaltwasser, K. Junghanns, R. Plaue

J. Hamer, C. Dosch

Neurochirurgische Operationen

Weiterbildung

Mit einem Geleitwort von K. Junghanns
1978. 80 Abbildungen. IX, 78 Seiten
DM 28,–; approx. US $ 15.40
ISBN 3-540-08631-5

J. Menzel, B. Dosch

Neurochirurgie

**Prae- und Postoperative Behandung und
Pflege
Fortbildung**

Geleitwort von K. Junghanns
1979. 40 Abbildungen, 1 Tabelle.
IX, 48 Seiten
DM 29,50; approx. US $ 16.30
ISBN 3-540-09284-6

W. Saggau, T.-R. Billmaier

Herz- und Gefäß- operationen

Weiterbildung

1979. 110 Abbildungen. VIII, 104 Seiten
DM 36,–; approx. US $ 19.80
ISBN 3-540-08735-4

Mengenpreis:
Ab 20 Exemplare 20% Nachlaß pro Exemplar

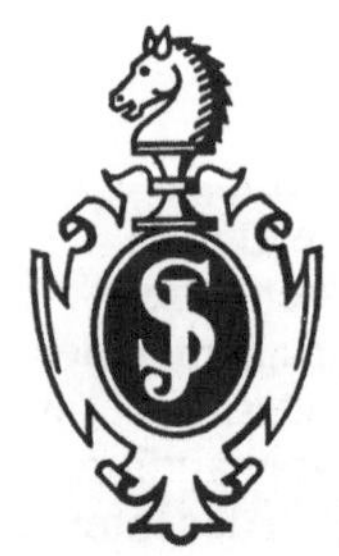

Springer-Verlag
Berlin
Heidelberg
New York